Prof. Dr. Michaela Axt-Gadermann
Barbara Klein

WAS IST LOS MIT MEINEM DARM?

Prof. Dr. Michaela Axt-Gadermann
Barbara Klein

WAS IST LOS MIT MEINEM DARM?

Die wichtigsten
Fragen & Antworten rund
um das Superorgan

südwest

Hinweis: Aus Gründen der besseren Lesbarkeit wird bei Personenbezeichnungen und personenbezogenen Hauptwörtern in diesem Buch die männliche Form verwendet. Entsprechende Begriffe gelten im Sinne der Gleichbehandlung grundsätzlich für alle Geschlechter. Die verkürzte Sprachform hat nur redaktionelle Gründe und beinhaltet keine Wertung.

INHALT

VORWORT

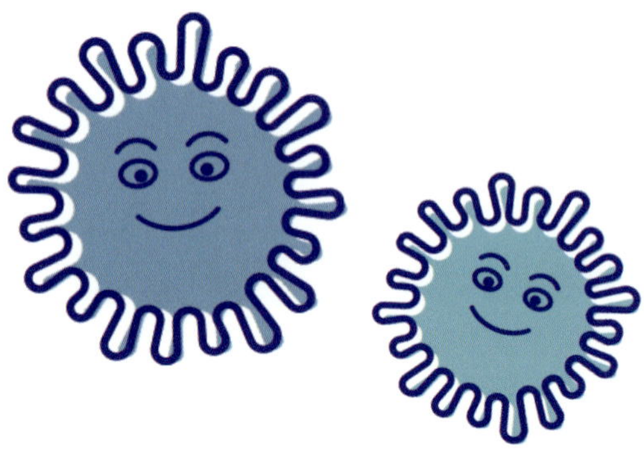

Der Darm, verborgen im Inneren unseres Körpers und oft unterschätzt, ist mehr als nur ein Verdauungsorgan. Er ist eine Welt für sich, ein Ökosystem voller Leben, das in ständiger Kommunikation mit unserem Gehirn steht. Er steuert unser Immunsystem, verbessert unsere Leistungsfähigkeit, er kann die Haut verschönern und sogar unsere Stimmung beeinflussen. Der Darm ist nicht nur der Ort, über den alle wichtigen Nährstoffe in den Körper gelangen, sondern er produziert auch Hormone, Vitamine und Nervenbotenstoffe und arbeitet eng mit anderen Verdauungsorganen wie der Leber und der Bauchspeicheldrüse zusammen.

Milliarden von Mikroorganismen – winzige Helfer und andere unsichtbare Verbündete – bevölkern diesen faszinierenden Mikrokosmos. Sie wirken wie stille Architekten unserer Gesundheit, nehmen Einfluss auf jedes System unseres Körpers und beeinflussen unser Wohlbefinden. Ein kompliziertes, aber hocheffizientes System mit unzähligen Akteuren und Wechselwirkungen hält alles in bester Balance. Doch was geschieht, wenn dieses empfindliche Gleichgewicht ins Wanken gerät?

Dass unser Verdauungstrakt von großer Bedeutung ist, wussten schon alte Heiler wie Hippokrates oder Paracelsus. Hippokrates erkannte, wie wichtig dieses Organ für unsere Gesundheit ist, und prägte das Diktum: Im Darm sitzt die Gesundheit. Selbst die jahrtausendealte ayurvedische Medizin sieht in einem funktionierenden Stoffwechsel und einem verbesserten Energiefluss die Grundvoraussetzung für Gesundheit von Körper und Geist.

Aber erst in den vergangenen Jahrzehnten wurden Methoden entwickelt, um den Darm besser untersuchen und behandeln zu können. Und auch das Wissen um die große Bedeutung des Mikrobioms ist noch recht neu.

Dieses Buch nimmt Sie mit auf eine Entdeckungsreise durch die unsichtbare Welt Ihres Darms. Es zeigt Ihnen, wie Sie Ihre Darmgesundheit optimieren können, welche Hilfe zur Selbsthilfe es bei Darmbeschwerden gibt und warum das Mikrobiom die Schlüsselrolle für ein langes, gesundes Leben spielt.

Mit einer Vielzahl von unterschiedlichsten Fragen geben wir Antworten zu den häufigsten Darmproblemen und was Sie selbst tun können, um Ihren Verdauungstrakt rundum gesund zu erhalten.

Willkommen in einer faszinierenden Welt, die einen nicht zu unterschätzenden Einfluss auf Gesundheit und Krankheit nehmen kann!

Weitere Informationen finden Sie auch auf den beiden Internetseiten www.gesund-mit-darm.de und www.mikrobiom-fasten.de.

KAPITEL 1:

UNSER DARM UND WEITERE VERDAUUNGSORGANE

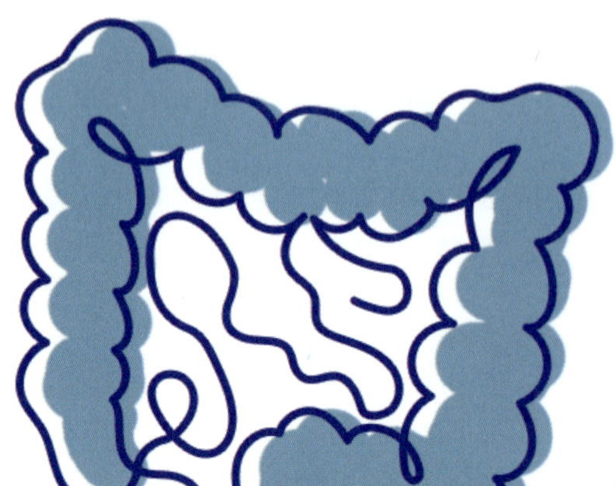

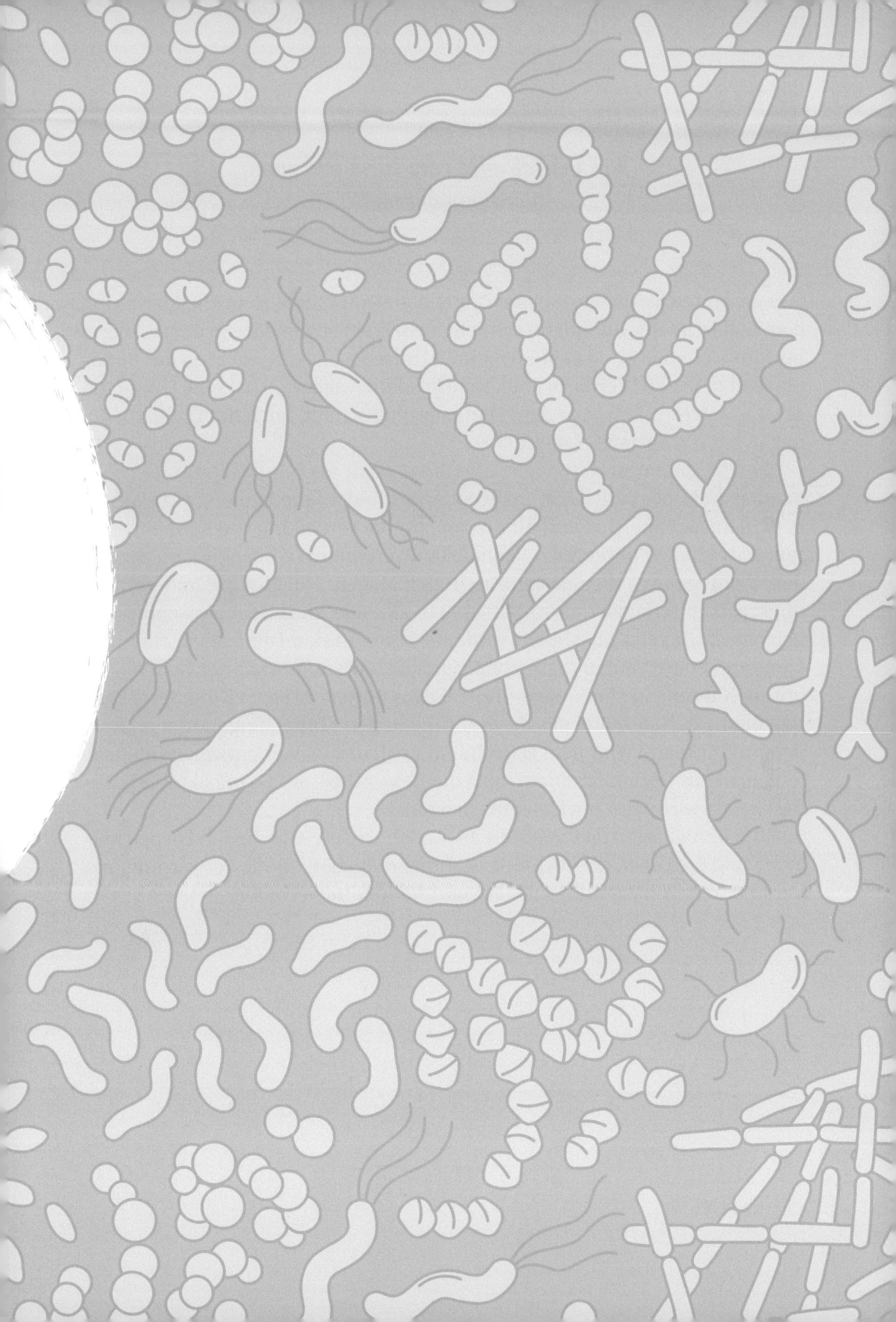

Was gehört alles zum Darm und zum Verdauungstrakt?

Das gesamte Organ Darm besteht aus dem Dünndarm, dem Dickdarm und dem Enddarm. Der Dünndarm schließt sich direkt an den Magen an; er ist drei bis fünf Meter lang und geht im rechten Unterbauch, dort, wo auch der Blinddarm sitzt, in den Dickdarm über. Der Dickdarm wiederum hat eine Länge von etwa 1,5 Metern. Kurz vor dem Darmausgang schließt sich der Enddarm an, der 15 bis 20 Zentimeter misst.

Zum Verdauungstrakt gehört allerdings mehr als nur der Darm. Der Verdauungstrakt beginnt schon im Mund. Hier findet bereits die Vorverdauung statt, denn der Speichel enthält Enzyme für die Verdauung von Kohlenhydraten. Gutes Kauen unterstützt deshalb den Verdauungsvorgang. Dann rutscht die Nahrung durch die Speiseröhre in den Magen. Magensäure und Verdauungsenzyme zerlegen unsere Nahrung in kleinere Einzelteile. Anschließend gelangt das bereits quasi halb verdaute Essen in den Dünndarm. Hier zerkleinern weitere Verdauungsenzyme und die Gallensäure aus der Gallenblase unsere Nahrung in allerkleinste Teile. Etwas weiter unten im Dünndarm können dann die Nährstoffe aus der Nahrung in den Körper aufgenommen werden. Im Dickdarm wird dem Darminhalt noch das Wasser entzogen und hier lebt auch das Darmmikrobiom, also die Gesamtheit der Darmbakterien. Darauf gehen wir später noch ausführlich ein.

Zum Verdauungstrakt gehören aber auch Organe wie die Bauchspeicheldrüse und die Leber, die ebenfalls wichtige Aufgaben für die Verwertung und Verarbeitung von Nahrungsmitteln und Nährstoffen erfüllen.

Der Verdauungstrakt

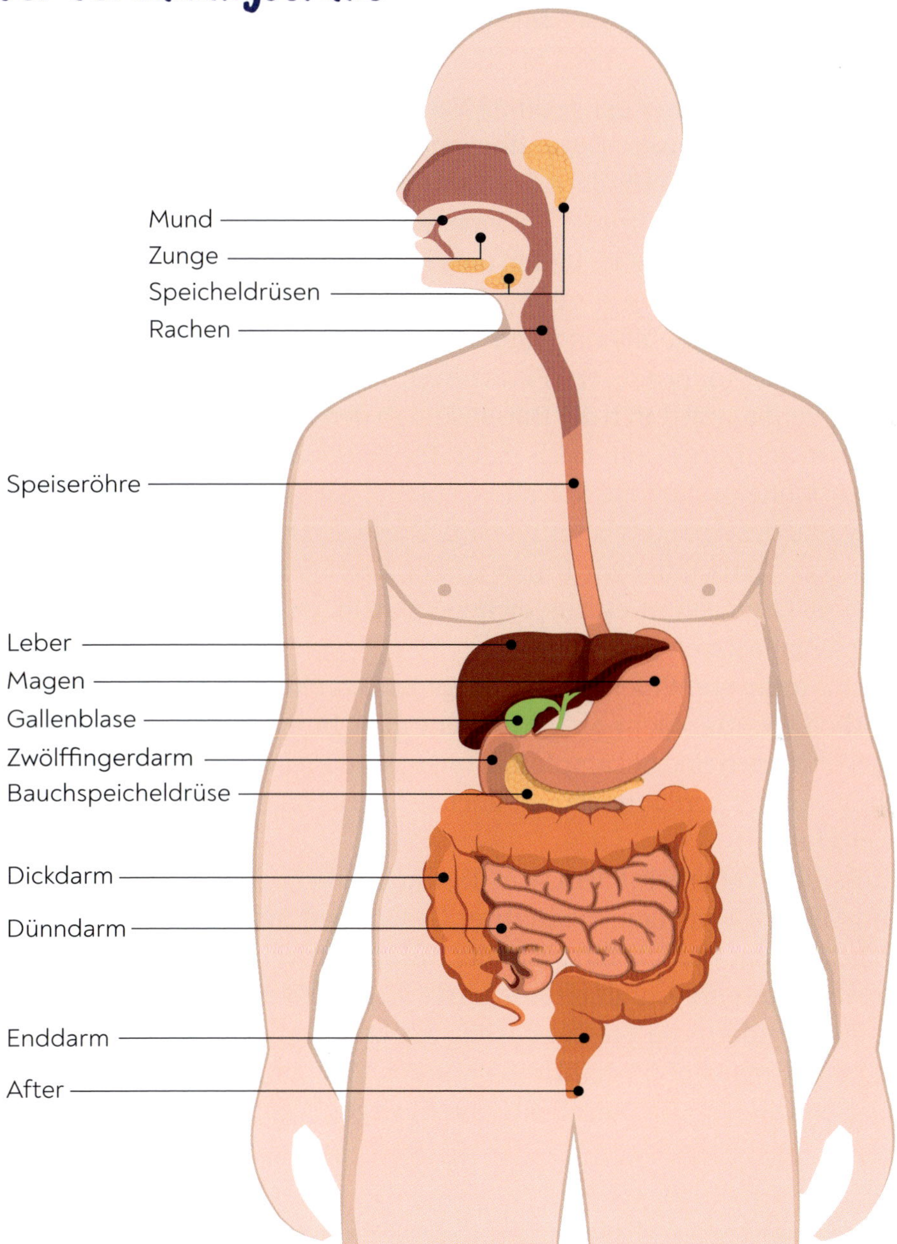

Welche Aufgaben hat unser Darm?

Unser Darm oder besser der gesamte Verdauungstrakt hat zahlreiche wichtige Aufgaben, die für unsere Gesundheit und unser Wohlbefinden grundlegend sind. Der Darm, insbesondere der Dünndarm, spielt eine zentrale Rolle bei der Verdauung von Nahrung. Enzyme aus der Bauchspeicheldrüse und Gallenflüssigkeit aus der Leber helfen dabei, Nahrungsbestandteile wie Proteine, Kohlenhydrate und Fette zu zerlegen. Der Dünndarm ist zudem der wichtigste Darmabschnitt für die Nährstoffaufnahme. Wichtige Nährstoffe wie Vitamine, Mineralstoffe, Aminosäuren, Fettsäuren, Zucker und auch Wasser werden nach der Verdauung durch die Darmwand in den Blutkreislauf aufgenommen.

Doch unser Darm kann noch mehr. Im Verdauungstrakt werden verschiedene Hormone produziert, vor allem solche, die an der Regulierung der Verdauung und des Appetits beteiligt sind. Diese Sättigungshormone lassen sich mit ein paar Tricks, die wir Ihnen später noch genauer vorstellen, sehr gut aktivieren. Dazu gehört es, ausreichend zu trinken, nicht zu fettarm zu essen und viele Ballaststoffe zuzuführen.

Auch für unsere Widerstandskraft gegen Krankheiten ist der Darm außerordentlich wichtig: Mehr als 70 Prozent aller Immunzellen, die Krankheitserreger erkennen und bekämpfen können, sind im Darm angesiedelt. Deshalb ist ein gesunder Verdauungstrakt auch eine wichtige Voraussetzung für gute Abwehrkräfte.

Außerdem beherbergt der Darm die unglaubliche Anzahl von etwa 100 Billionen Mikroorganismen, die in ihrer Gesamtheit als Darmflora oder Mikrobiom bezeichnet werden. Ein gesundes Mikrobiom ist die Grundvoraussetzung für unsere Gesamtgesundheit und wirkt sich nicht nur auf den Verdauungstrakt aus, sondern die Stoffwechselprodukte der Bakterien erreichen jedes Organ des Körpers und beeinflussen dieses. Auch mit dem darmeigenen Immunsystem stehen die Darmbakterien in enger Verbindung.

Der Darm und sein Einfluss auf unseren Körper

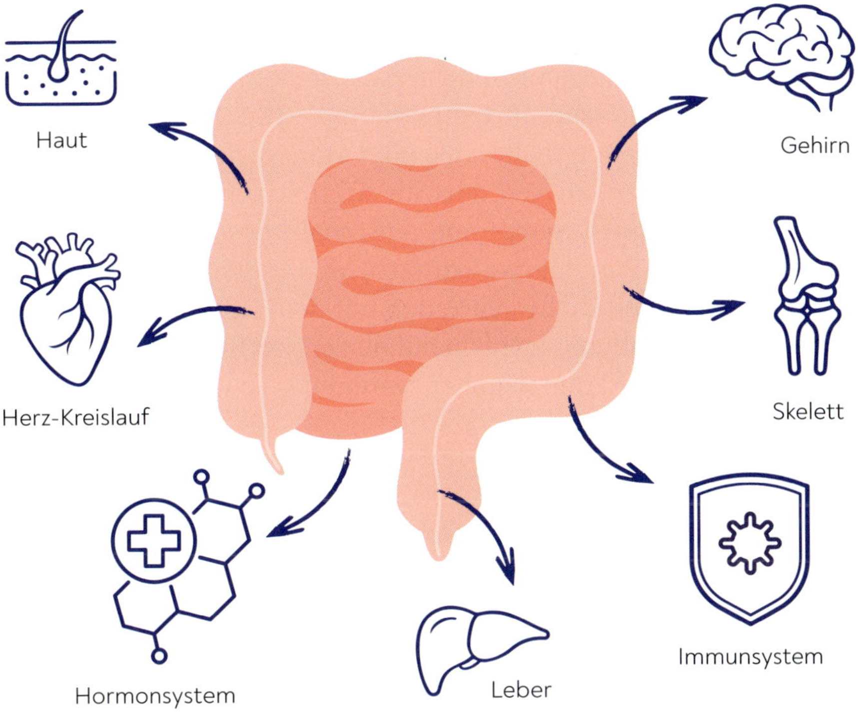

Was deutet darauf hin, dass mit meinem Darm etwas nicht stimmt?

Unser Darm kann mit unterschiedlichen Symptomen zeigen, dass es ihm nicht gut geht. Häufige Beschwerden eines aus dem Gleichgewicht geratenen Darms können Verdauungsprobleme wie Blähungen, Verstopfung, Durchfall,

Bauchschmerzen und Müdigkeit sein. Bei Weitem nicht immer müssen diese Anzeichen auf schwerwiegende Erkrankungen hindeuten. Verstopfung etwa kann verursacht werden durch Bewegungsmangel, eine ballaststoffarme Ernährung und zu wenig Flüssigkeitszufuhr. Blähungen können auf Störungen des Mikrobioms, hastiges oder ungewohntes Essen hinweisen. Durchfall ist häufig Folge eines Darminfekts, kann aber auch Anzeichen für eine Nahrungsmittelallergie oder Nahrungsmittelintoleranz sein. Allerdings können hinter diesen Beschwerden durchaus auch ernsthaftere Erkrankungen stecken. Deshalb sollte man bei länger anhaltenden oder immer wiederkehrenden Symptomen sicherheitshalber den Arzt oder die Ärztin um Rat fragen.

Natürlich können auch Symptome außerhalb des Darms wie Hautprobleme, Allergien, Autoimmunerkrankungen, Migräne, Zuckerkrankheit, Bluthochdruck und viele weitere Beschwerden mit dem Darm in Verbindung stehen. Hier ist der Zusammenhang nicht auf den ersten Blick offensichtlich. Auf den folgenden Seiten erklären wir aber, warum das so ist.

Mein Magen knurrt oft laut. Was hat das zu bedeuten?

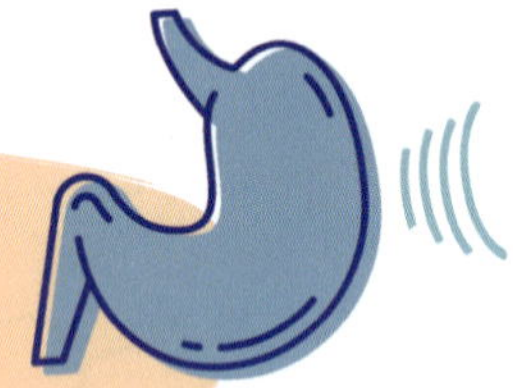

Der Magen knurrt und gluckert vor allem dann, wenn wir länger nichts gegessen haben. Ganz leer ist das Verdauungsorgan aber eigentlich nie, denn der Magen produziert täglich mehr als einen Liter Magensaft, der vor allem aus Magensäure und Schleim besteht. Immer, wenn wir etwas schlucken, kommen zusätzlich noch kleine Mengen Luft in den Magen und pro Tag auch etwa 1,5 Liter Speichel. Der Magen ist ein Hohlmuskel, der sich zusammenzieht und wieder entspannt und auf diese Weise die Nahrung durchmischt und verteilt. Nach den Mahlzeiten läuft dieser Vorgang recht langsam ab. Sind wir hingegen nüchtern, haben aber Luft, Speichel und Verdauungssäfte im Magen, dann gluckern diese, wenn der Magen arbeitet.

Übrigens: Wer immer zur gleichen Zeit seine Mahlzeiten einnimmt, dessen Körper gewöhnt sich an diese festen Zeiten – und der Magen knurrt dann besonders lautstark, wenn das Essen zur gewohnten Zeit mal ausbleibt.

Welchen Einfluss hat der Darm auf unser Immunsystem?

Ein großer Teil des Immunsystems ist im Darm angesiedelt. Hier ist vor allem die gegenseitige Beeinflussung zwischen Darmflora (Mikrobiom) und Immunsystem von Bedeutung. Eine gesunde Darmflora unterstützt die Immunfunktion und hilft dem Körper, Entzündungen zu reduzieren und Infektionen abzuwehren. In Studien konnte festgestellt werden, dass sich die Abwehrkräfte auch durch probiotische Bakterien wie Laktobazillen oder Bifidobakterien stärken lassen. Wenn Studienteilnehmer diese über mehrere Monate hinweg einnahmen, dann waren sie weniger anfällig für Infektionskrankheiten. Auch die Wirksamkeit von Impfungen kann erhöht und die Nebenwirkungsrate verringert werden, wenn für einige Wochen Probiotika verabreicht werden.

Kann der Darm auch Beschwerden außerhalb des Verdauungstraktes verursachen?

Ja, denn der Darm ist eine wichtige Schaltstelle für den gesamten Körper. Hier wird die Nahrung verdaut und in den Körper aufgenommen. Fehlen wichtige Nährstoffe in der Nahrung oder können diese bei Darmerkrankungen nicht ausreichend aufgenommen werden, dann kann es zu Mangelzuständen kommen. Unser Darmmikrobiom produziert zahlreiche Stoffwechselprodukte, die durch die Darmwand in die Blutbahn gelangen und zu jedem Organ des Körpers kommen. So kann der Darm viele Krankheiten sowohl positiv als auch negativ beeinflussen, unter anderem Allergien und Autoimmunerkrankungen, Gewicht, Blutzuckerspiegel, Herz-Kreislauf-Gesundheit, Krebserkrankungen sowie die körperliche und geistige Leistungsfähigkeit. Durch den engen Kontakt zum Immunsystem kann der Darm Einfluss nehmen auf Entzündungen im gesamten Körper oder den Verlauf von Infektionskrankheiten.

Warum ist der Magen wichtig für die Versorgung mit Vitamin B12?

Im Unterschied zu anderen Vitaminen kann Vitamin B12 aus der Nahrung nur dann aufgenommen werden, wenn wir im Magen genügend »Intrinsic Factor« bilden. Das ist ein Eiweißstoff, der von Zellen in der Magenschleimhaut produziert wird und der sich mit dem Vitamin B12 aus der Nahrung verbindet. Nur zusammen mit dem Intrinsic Factor kann das Vitamin im Darm resorbiert werden. Ein Mangel an Intrinsic Factor kann Folge einer Magenschleimhautentzündung sein oder durch die Entfernung eines Teils des Magens verursacht werden. Dann muss das lebenswichtige Vitamin vom Arzt regelmäßig über eine Injektion verabreicht werden. Eine Einnahme als Tablette reicht dann nicht aus. Fehlt Vitamin B12, dann ist die Blutbildung beeinträchtigt, und es kann eine ausgeprägte Blutarmut entstehen.

Zudem kann die Nervenreiz-Weiterleitung schleichend verschlechtert werden, wenn nicht genügend Vitamin B12 aufgenommen werden kann. Nicht selten werden die dadurch verursachten Auswirkungen mit einer beginnenden Demenz verwechselt oder einfach nur auf altersbedingte Beeinträchtigungen der geistigen Leistungsfähigkeit geschoben – dabei haben diese Symptome aber ihre Ursache in einem Mangel an Vitamin B12. Es lohnt sich also, bevor man andere Medikamente nimmt, auch mal den Vitamin B12-Spiegel beim Hausarzt prüfen zu lassen.

Welche Aufgaben hat die Leber?

Die Leber ist ein wichtiges Verdauungsorgan, über das man sich eigentlich wenige Gedanken macht. Meistens wird dieses Organ vor allem mit dem Abbau von Alkohol in Verbindung gebracht, aber die Leber kann noch viel mehr. Sie produziert unter anderem Gallensäure, die in der Gallenblase zwischengelagert wird. Sobald wir etwas Fetthaltiges essen, wird die Gallensäure in den Zwölffingerdarm abgegeben und hilft bei der Verdauung des Essens. Die Leber speichert zudem Zucker, Fette, Vitamine und Eisen, produziert wichtige Stoffe für die Blutgerinnung und Eiweiße für die Immunabwehr. Ganz wichtig ist die Leber für den Abbau und die Entsorgung von Giftstoffen, Hormonen, Medikamenten und auch Alkohol. Um die Arbeit der Leber zu unterstützen, ist ein vernünftiger Umgang mit Alkohol (Verzicht oder Konsum nur in Maßen) und Medikamenten (Überdosierungen vermeiden) wichtig. Studien haben gezeigt, dass auch Nahrungsergänzungsmittel auf Pflanzenbasis der Leber zusetzen können, wenn diese langfristig und zu hoch dosiert eingenommen werden. Wie es der Leber geht, kann der Arzt anhand der sogenannten Leberwerte überprüfen.

Auch für die Schilddrüse ist eine funktionierende Leber wichtig. Nur 20 Prozent des aktiven T3-Hormons wird in der Schilddrüse gebildet. Der größte Teil der Umwandlung des T4-Speicherhormons in aktives T3 findet in der Leber und in anderen Geweben statt. Bei einer Schilddrüsenunterfunktion sollte deshalb auch immer die Leber überprüft werden.

Wofür benötige ich eine Gallenblase?

Die Gallenblase ist ein kleines, birnenförmiges Organ an der Unterseite der Leber. Ihre Aufgabe ist es, Gallenflüssigkeit, die in der Leber gebildet wird, zu speichern und einzudicken. Die Gallenblase gibt dann diese olivgrüne Flüssigkeit in den Zwölffingerdarm ab, um die Fettverdauung zu unterstützen. Außerdem können über die Galle auch Abbauprodukte wie Bilirubin ausgeschieden werden.

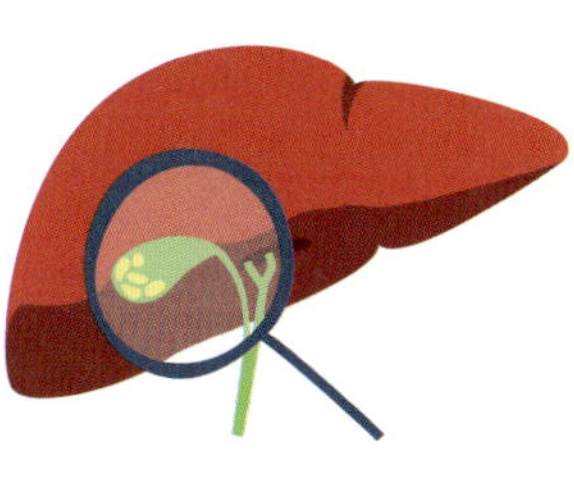

Was passiert eigentlich bei der Verdauung?

Bei der Verdauung spielen verschiedene Verdauungssäfte und Enzyme eine Rolle. Bereits im Mund wird die Nahrung mit Speichel versetzt, der Enzyme enthält, die schon mit dem Abbau der Kohlenhydrate beginnen. Tag für Tag produzieren dazu die Speicheldrüsen im Mund etwa 1,5 Liter Speichel.

Im Magen findet vor allem die Durchmischung des Mageninhaltes und die Eiweißverdauung statt. Der Magen ist ein muskulöser Schlauch, der sich immer wieder zusammenzieht und dadurch den Mageninhalt mit der Magensäure und eiweißabbauenden Enzymen vermischt. Etwa zwei Liter Magensaft sind täglich für diese Arbeit notwendig.

Anschließend wird der Verdauungsbrei in den Zwölffingerdarm weiterbefördert. Die Bauchspeicheldrüse gibt nun etwa 1,5 Liter Verdauungssaft hinzu, den sogenannten »Bauchspeichel«. Dieser enthält Substanzen, die Eiweiß, Kohlenhydrate und Fette abbauen können. Aus der Gallenblase fließt pro Tag noch etwa ein halber Liter Gallenflüssigkeit zum Speisebrei, um die schwer verdaulichen Fette besser verarbeiten zu können. Rund sieben Liter Verdauungssäfte sind so Tag für Tag notwendig, um das, was wir essen, in kleinste Bestandteile zu zerlegen, die dann im Dünndarm resorbiert werden können und so über die Blutbahn zu allen Zellen des Körpers gelangen.

Nur, wenn alle Verdauungsorgane gesund sind und gut zusammenarbeiten, geht es uns gut und wir spüren von der Arbeit im Darm nur wenig. Manchmal fehlen aber Verdauungssäfte oder Enzyme und schon werden bestimmte Lebensmittel nicht mehr gut vertragen. Fehlt zum Beispiel Lactase, das Enzym, das den Milchzucker spalten kann, dann treten Bauchschmerzen und Durchfälle auf. Kommt nicht genügend Gallenflüssigkeit in den Darm, kommt es zu Problemen mit der Fettverdauung.

Welche Aufgabe hat die Bauchspeicheldrüse?

Die Bauchspeicheldrüse hat zwei wichtige Aufgaben. Zum einen produziert sie verschiedene Enzyme, die sie mit den Verdauungssäften direkt in den Darm abgibt und die dabei helfen, dass unsere Nahrung besser verdaut wird. Zum anderen stellt das Organ die Hormone Insulin und Glukagon her, die den Blutzuckerspiegel regulieren. Insulin ist das einzige Hormon im Körper, das den Blutzucker senken kann. Wird es nicht in ausreichenden Mengen gebildet, weil die Bauchspeicheldrüse nicht richtig arbeitet oder wir zu viele Kohlenhydrate zu uns nehmen und die Bauchspeicheldrüse dadurch überlasten, kann eine Zuckerkrankheit entstehen. Glukagon macht das Gegenteil. Dieses Hormon, aber auch viele weitere Hormone im Körper, lässt den Blutzuckerspiegel ansteigen. Wer sich zu häufig nicht an die Pausen zwischen den Mahlzeiten hält – also dem Körper zu oft mit Zucker bzw. kurzkettigen Kohlenhydraten beliefert und ihm keine Zeit zum Abbau dieses Überflusses gibt –, stresst dieses Organ zusätzlich. Jeder Latte macchiato, jeder Keks, jedes Bonbon, das man sich gedankenlos zwischendurch einverleibt, veranlasst dieses Organ, zu arbeiten. Der dadurch dauerhaft erhöhte Insulinspiegel begünstigt eine Insulinresistenz, eine gestörte Fettverbrennung und eine überbelastete Bauchspeicheldrüse.

Was ist eine Bauchspeicheldrüsenentzündung (Pankreatitis)?

Zahlreiche Umstände können zu einer Entzündung der Bauchspeicheldrüse führen. Da die Bauchspeicheldrüse ein lebenswichtiges Organ ist, müssen Anzeichen für eine akute (plötzlich auftretende) oder chronische (schleichend verlaufende) Entzündung sehr ernst genommen werden. Die häufigste Ursache sind Gallensteine, die den Gang, über den die Gallenblase und die

Bauchspeicheldrüse ihre Säfte in den Darm abgeben, verstopfen. Dadurch stauen sich die Verdauungssäfte in die Bauchspeicheldrüse zurück und schädigen sie. Die zweithäufigste Ursache ist Alkohol. Wer regelmäßig zu viel davon trinkt und möglicherweise noch raucht, erhöht damit ebenfalls das Risiko für eine Bauchspeicheldrüsenentzündung.

Welche Symptome verursacht eine Entzündung der Bauchspeicheldrüse?

Eine akute Entzündung der Bauchspeicheldrüse kann gefährlich sein, deshalb sollten die typischen Symptome sehr ernst genommen werden. Dazu zählen:

- Plötzlich auftretende, bohrende Schmerzen im Oberbauch. Bei jedem Zweiten strahlen sie auch in den Rücken aus. Manchmal können die Beschwerden denen eines Herzinfarkts täuschend ähnlich sein.
- Übelkeit und Erbrechen
- Stark aufgeblähter, aber dennoch elastischer Bauch (sogenannter »Gummibauch«).
- Blutdruckabfall, Herzrasen, Kreislaufstörungen, Kollaps
- Gesichtsrötung

Warum ist eine Bauchspeicheldrüsenentzündung gefährlich?

Die Bauchspeicheldrüse ist ein wichtiges Organ. Bei einer Entzündung können Teile der Bauchspeicheldrüse absterben. Durch Flüssigkeitsaustritt in die Bauchhöhle kann es zu einem starken Blutdruckabfall kommen. Infolge einer

Pankreatitis können außerdem Verdauungsenzyme und Entzündungsstoffe in den Blutkreislauf gelangen und andere Organe wie die Nieren, das Herz oder die Lunge in Mitleidenschaft ziehen. Die akute Pankreatitis ist ein medizinischer Notfall. Zudem können die Beschwerden auch einem Darmverschluss oder einem Herzinfarkt ähneln, und deshalb ist schnelle ärztliche Hilfe notwendig.

Wie entstehen Gallensteine?

Etwa 15 bis 20 Prozent der Mitteleuropäer leiden unter Gallensteinen. Die meisten wissen davon nichts, da diese zunächst keine Beschwerden verursachen. Bei etwa jedem vierten Betroffenen machen die Gallensteine aber irgendwann einmal dann doch Probleme. Gallensteine bestehen entweder aus Cholesterin, einem Blutfett, oder aus Bilirubin, dem Gallenfarbstoff, oder aus einer Mischung von beiden.

Welche Risikofaktoren für Gallensteine gibt es?

Bestimmte Umweltfaktoren oder Lebensstileinflüsse erhöhen das Risiko für Gallensteine. Übergewicht und Zuckerkrankheit erhöhen das Gallensteinrisiko, aber auch starke und rasche Gewichtsabnahme. Zudem spielen Hormone eine Rolle. Frauen sind prinzipiell häufiger betroffen als Männer. Östrogeneinnahme oder Schwangerschaft erhöhen die Wahrscheinlichkeit für Gallensteine noch mal zusätzlich. Auch das Alter ist ein Faktor. Jenseits des 40. Lebensjahres steigt das Risiko an. Und es gibt auch genetische Gründe. Leiden viele Familienmitglieder unter Gallensteinen, dann erhöht das für nähere Verwandte ebenfalls die Wahrscheinlichkeit, Gallensteine zu entwickeln.

Was bedeutet Insulinresistenz?

Zucker (Glukose) ist der Treibstoff, den fast alle unsere Zellen benötigen. Insulin ist ein Hormon der Bauchspeicheldrüse, das den Zucker aus dem Blut in die Zellen befördert, so den Blutzuckerspiegel senkt und gleichzeitig die Zellen mit Energie versorgt.

Bei einer Insulinresistenz ist dieser Mechanismus gestört. Die Zellen werden »resistent«, das heißt, sie reagieren immer weniger auf das blutzuckersenkende Hormon Insulin und nehmen nur noch wenig Zucker aus dem Blut auf. Bei einer Insulinresistenz werden die Kohlenhydrate nicht in den Zellen verbraucht, sondern auf Bauch und Hüften gepackt. Da der Zucker nicht in den Zellen verbraucht werden kann, steigt auch der Blutzuckerspiegel ständig an. Wenn keine Gegenmaßnahmen durch einen gesünderen Lebensstil ergriffen werden, entwickelt sich aus einer Insulinresistenz oft eine Zuckerkrankheit (Typ-2-Diabetes).

Was kann man gegen Insulinresistenz tun?

Oft findet man die Gründe für eine Insulinresistenz im Lebensstil. Wenig Bewegung, ungesunde Ernährung und Übergewicht erhöhen das Risiko, können aber mit etwas Motivation angegangen werden. Gefährlich für die Blutzuckerregulation ist auch das ständige »Snacken« zwischen den Mahlzeiten. Wer sich nicht strikt an drei Mahlzeiten hält, der verhindert ein Absinken des Zucker- und Insulinspiegels in der Zeit zwischen den Mahlzeiten. Gönnen Sie dem Insulin eine Pause! Zwischen den Mahlzeiten sind nur kalorienfreie Getränke wie Kaffee, Wasser oder Tee erlaubt. Verzichten Sie auch konsequent auf scheinbar »gesunde« Zwischenmahlzeiten wie Obst oder Fruchtsäfte.

Wie groß bei Ihnen die Gefahr von Diabetes und Insulinresistenz ist, können Sie zunächst mal ganz grob mit einem Maßband abschätzen – indem Sie Ihren

Bauchumfang messen. Das stellt zwar keine sichere Diagnosemöglichkeit für eine Insulinresistenz dar, aber der Wert gibt Hinweise darauf, was Ihr Körper mit Kohlenhydraten anstellt. Liegt Ihr Bauchumfang in Taillenhöhe über 88 cm (Frauen) bzw. 102 cm (Männer), dann ist das Risiko für Stoffwechselerkrankungen und Insulinresistenz erhöht. Eine Gewichtsreduktion sollte dann absolute Priorität haben.

Wie funktioniert Sättigung?

Sättigung ist ein Prozess, bei dem der Verdauungstrakt ganz eng mit dem Gehirn zusammenarbeitet, denn das eigentliche Gefühl, nichts mehr essen zu müssen, entsteht im Kopf und nicht im Bauch. Im Hypothalamus, einem Bereich im Zwischenhirn, liegt die Steuerzentrale für Hunger und Sättigung. Die Informationen, wie es mit der Kalorienversorgung aussieht, bekommen die grauen Zellen aber aus dem Magen und dem Darm. Je nachdem, was wir essen und wie viel wir essen, werden unterschiedliche Sättigungshormone produziert. Und auf diese können wir mit unserem Essverhalten sogar einwirken.

Welche Sättigungshormone gibt es und wie kann ich diese aktivieren?

Es gibt mehrere Sättigungshormone, die wir durch unser Essverhalten anregen können. Produziert werden diese im Fettgewebe und im Darm. Die Hormone müssen erst über den Blutweg zu den entsprechenden Rezeptoren gelangen. Deshalb setzt die Sättigung mit etwa 15 Minuten Verzögerung ein.

Cholezystokinin: Eine fettreiche Mahlzeit sorgt für die Cholezystokinin-Ausschüttung. Greifen Sie zu gesunden Fetten wie Pflanzenölen (Raps-, Oliven-, Hanf- oder Walnussöl), fettem Fisch (Lachs, Makrele, Hering, Thunfisch), Nüssen – am besten eine kleine Portion Nüsse oder Mandeln schon 30 Minuten vor dem Essen verzehren.

Peptid YY: Dieses Sättigungshormon wird vermehrt gebildet, wenn wir präbiotische Ballaststoffe zu uns nehmen und sie von bestimmten Bakterien wie Lactobacillus gasseri, Bifidobacterium breve, Bifidobacterium lactis, Lactobacillus plantarum verwertet werden.

Glucagon-like Peptide 1 (GLP-1): Füllen Sie Ihren Magen mit kalorienarmem, aber voluminösem Essen und Getränken – Wasser oder Tee vor dem Essen, Gemüse, Salat, ballaststoffreiche Vollkornprodukte oder ein Ballaststoffpulver als Nahrungsergänzungsmittel regen die Produktion des sättigenden Botenstoffs GLP-1 an.

Da es etwas dauert, bis die Sättigungshormone ausgeschüttet und zu den grauen Zellen transportiert werden, sollten Sie diesem Mechanismus etwas Zeit lassen und den Magen schon 20 bis 30 Minuten vor der Mahlzeit mit kalorienarmem Volumen, Flüssigkeit und Ballaststoffen füllen.

Wie funktioniert die »Abnehmspritze«?

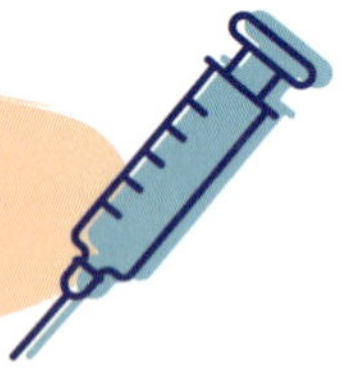

Wirkstoffe wie Semaglutid, die in der »Abnehmspritze« enthalten sind, ähneln dem natürlichen Sättigungshormon »Glucagon-like Peptide 1« (GLP-1) und imitieren dessen Wirkung im Körper. Semaglutid besetzt die gleichen Rezeptoren im Gehirn, an die auch das natürliche Sättigungshormon GLP-1 andocken würde, und täuscht dem Gehirn vor, dass wir ziemlich viel gegessen haben und jetzt pappsatt sind. Auf diese Weise verhindert die Abnehmspritze Heißhungerattacken. Außerdem verlangsamt der Wirkstoff die Magenentleerung, der Magen ist länger gefüllt, und auch das trägt zu einer Reduktion des Appetits bei.

Wie lange muss ich die Abnehmspritze anwenden, um dauerhaft Gewicht zu verlieren?

Der Wirkstoff wird einmal wöchentlich unter die Haut am Bauch oder Oberschenkel gespritzt. Um die Nebenwirkungen gering zu halten, wird die Dosierung nach und nach schrittweise erhöht. In Studien konnten Teilnehmer mithilfe der Abnehmspritze rund 5 Prozent Gewicht verlieren. In hoher Dosierung und in Kombination mit einem Diätprogramm waren auch Gewichtsverluste von 15 Prozent möglich. Allerdings stellten die Wissenschaftler auch fest, dass nach etwa einem Jahr ein Plateau erreicht wird und das Gewicht nicht weiter sinkt. Wurde die Abnehmspritze aber abgesetzt, kamen in fast allen Fällen der Appetit und der Heißhunger zurück, und das Gewicht stieg wieder entsprechend an. Wahrscheinlich wirkt die Spritze nur so lange, wie sie angewendet wird. Nach dem Absetzen fällt es den meisten sehr schwer, das erreichte Gewicht dauerhaft zu halten.

Welche Vor- und Nachteile hat die Abnehmspritze?

Da das Medikament noch nicht so lange auf dem Markt ist, fehlen Informationen zum Langzeitnutzen und auch zu langfristigen Nebenwirkungen. Wahrscheinlich nimmt bei längerer Anwendung und mit zunehmendem Gewichtsverlust vor allem das Risiko für Erkrankungen ab, die durch Übergewicht begünstigt werden, wie Arterienverkalkung, Herzinfarkte oder Schlaganfälle. Relativ häufige Nebenwirkungen sind Übelkeit, Kopfschmerzen und Magen-Darm-Probleme wie Durchfall und Verstopfung. Vereinzelt wurde auch über Bauchspeicheldrüsenentzündungen, Darmverschlüsse oder Depressionen berichtet, die mit der Abnehmspritze in Verbindung stehen könnten.

KAPITEL 2:

DAS MIKROBIOM NÄHER BETRACHTET

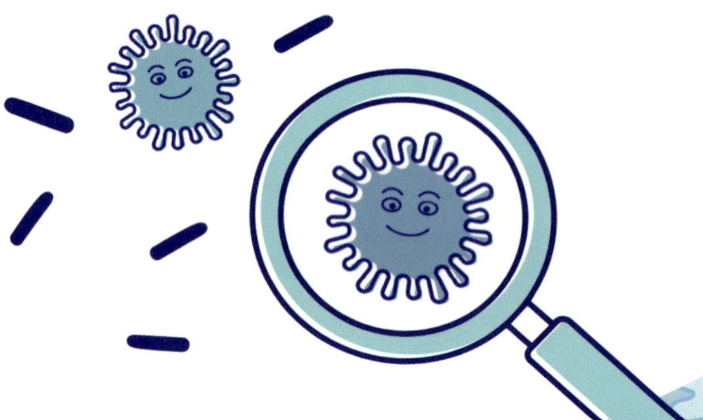

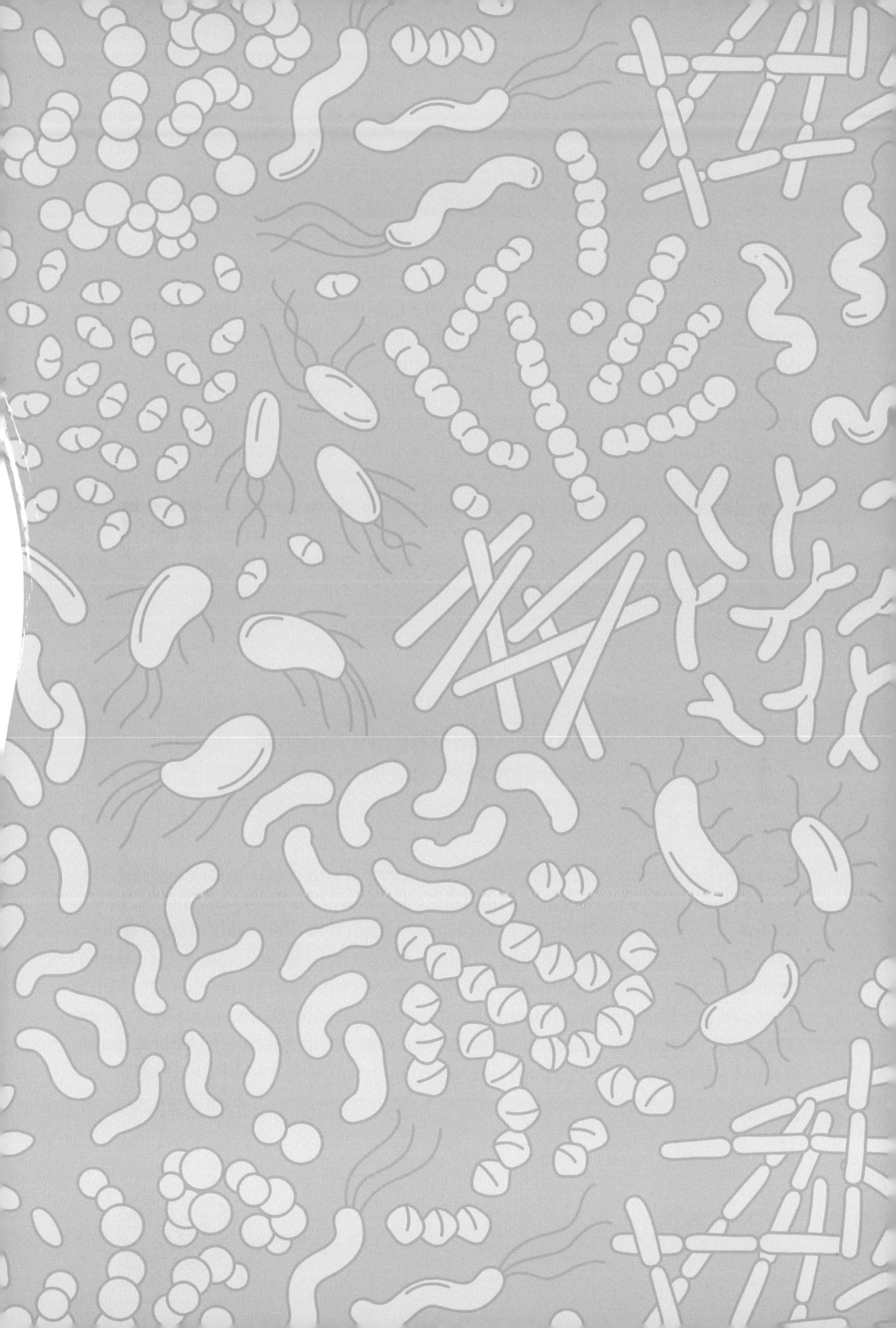

Was versteht man eigentlich unter dem Mikrobiom?

Unter dem Mikrobiom versteht man die Gesamtheit aller Bakterien, Viren, Pilze und Einzeller. Diese findet man in großer Zahl im Darm, aber auch auf der Haut oder den Schleimhäuten. Der überwiegende Teil dieser Mikroorganismen besteht aus Bakterien. Insgesamt hat jeder Mensch etwa 100 Billionen Bakterien im und auf dem Körper. Im Darm wimmelt es nur so von nützlichen Helfern. In einem Gramm Stuhl sind mehr Mikroorganismen enthalten, als Menschen auf der Erde leben. Die zahlreichen Mikroorganismen machen unseren Darm zu dem am dichtesten besiedelten Ökosystem des Planeten. Artenreichtum und bakterielle Vielfalt zeichnen dieses »Biotop im Darm« aus. Die meisten dieser Bakterien sind ungefährlich und unterstützen sogar unsere Gesundheit und unser Wohlbefinden.

Gibt es einen Unterschied zwischen Darmmikrobiom und Darmflora?

Im Prinzip meinen beide Begriffe das Gleiche. Früher hat man eher den Begriff »Darmflora« verwendet. Auch umgangssprachlich bezeichnet man die Mikroorganismen im Darm, auf der Haut oder den Schleimhäuten gerne noch als »Flora«. Der modernere und wissenschaftlichere Begriff ist »Mikrobiom«. Man kann aber grundsätzlich beide Begriffe verwenden. Wenn man aber eine Analyse des Mikrobioms durchführen lassen möchte, dann sollte man keine »Darmfloraanalyse« anfordern, denn da gibt es tatsächlich Unterschiede. Viele Labore analysieren dann nur einen kleinen Teil des Mikrobioms.

Das Mikrobiom

100 Billionen Bakterien leben im Darm, auf der Haut und den Schleimhäuten.

Würde man alle Bakterien zählen und bräuchte pro Bakterium eine Sekunde, würden wir **3,2 Millionen Jahre** brauchen, um alle 100 Billionen Keime zu zählen.

Das Mikrobiom im Darm ist das **artenreichste Ökosystem des Planeten**.

Unser Mikrobiom ist so **individuell wie ein Fingerabdruck**.

Wir haben **mehr Bakterien als menschliche Zellen**.

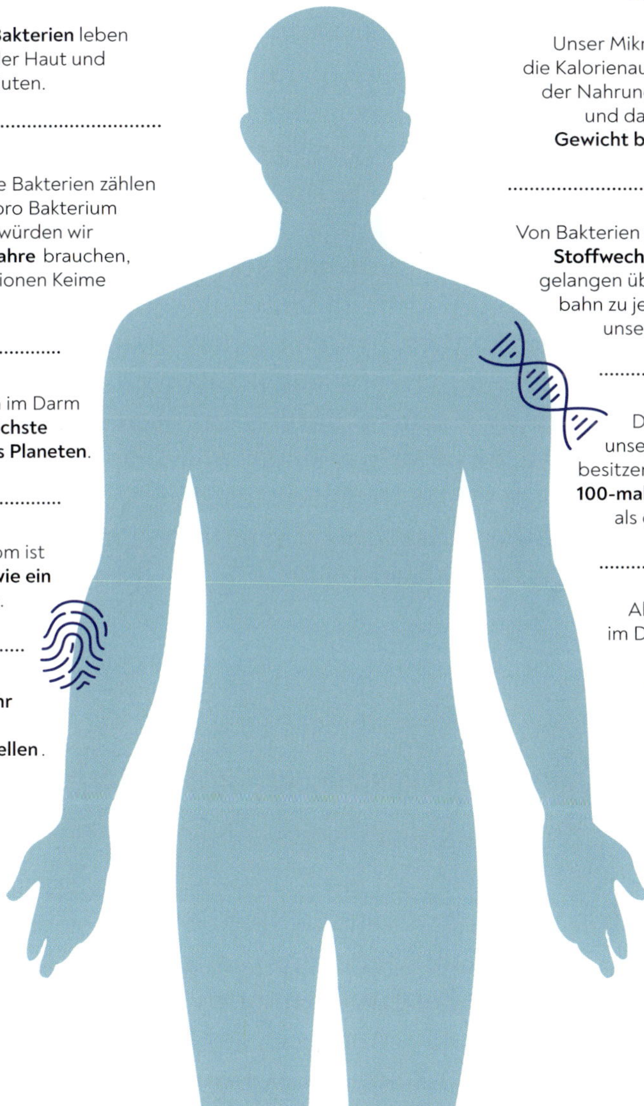

Unser Mikrobiom kann die Kalorienaufnahme aus der Nahrung verändern und dadurch unser **Gewicht beeinflussen**.

Von Bakterien produzierte **Stoffwechselprodukte** gelangen über die Blutbahn zu jedem Organ unseres Körpers.

Die Bakterien unseres Körpers besitzen zusammen **100-mal mehr Gene** als der Mensch.

Alle Bakterien im Darm wiegen zusammen **etwa 2 Kilo**.

2 KG

Wozu brauche ich ein gesundes Mikrobiom?

Das Darmmikrobiom ist ein Ökosystem mit etlichen Billionen Mikroorganismen. Wie bei jedem Ökosystem ist auch für den »Lebensraum Darm« eine hohe Artenvielfalt – also möglichst viele verschiedene Keime – wichtig, denn die Keime übernehmen zahlreiche Funktionen in unserem Körper. Ein gesundes Mikrobiom ist die Grundlage unserer Gesamtgesundheit. Es gilt inzwischen als sicher, dass die Mikroorganismen viele Krankheiten beeinflussen können. Von besonderer Bedeutung ist dabei die Gruppe der Bakterien. Sie produzieren große Mengen an Hormonen, Nervenbotenstoffen, Vitaminen, Antioxidantien, Peptiden und wertvollen kurzkettigen Fettsäuren. Und diese tollen Nährstoffe verbleiben nicht im Darm, sondern gelangen über die Blutbahn zu jeder Zelle des Körpers. Ob Gehirn, Herz, Haut oder Leber – auf jedes Organ kann sich die Darmflora prinzipiell auswirken. Deshalb besitzen die Bakterien auch so einen enormen Einfluss auf Gesundheit und Wohlbefinden – im positiven wie im negativen Sinne. Wenn das Mikrobiom in Balance ist, sorgt es für ein recht starkes Immunsystem, meistens bestehen dann keine Gewichtsprobleme, Stress lässt sich gut verarbeiten, man schläft tief und erholsam und ist körperlich und geistig fit.

Kann das Mikrobiom auch krank machen?

Inzwischen haben tausende wissenschaftliche Studien gezeigt, dass bei den meisten chronischen Erkrankungen eine Störung des Mikrobioms besteht. Und meistens bleiben die Beschwerden durch eine beschädigte Darmflora nicht auf den Darm beschränkt. Wenn sich das Mikrobiom in einem schlechten Zustand befindet, dann kann es das Risiko für ganz unterschiedliche Krankheiten erhöhen. Nachgewiesen wurden unter anderem Zusammenhänge zwischen einer Störung des Mikrobioms und Übergewicht, Zuckerkrankheit,

Bluthochdruck, Depressionen, Allergien und Autoimmunerkrankungen, Reizdarmbeschwerden und Darmentzündungen, der Parkinson-Krankheit oder auch Krebserkrankungen. Deshalb ist es so wichtig, dass das Mikrobiom durch eine gesunde Ernährung mit vielen Ballaststoffen, durch Bewegung und einen vernünftigen Umgang mit Genussmitteln in einen guten Zustand gebracht wird bzw. ein guter Zustand erhalten wird. Dann kann es uns auch vor Krankheiten schützen.

Woran kann ich erkennen, dass mein Mikrobiom möglicherweise gestört ist?

Ein gesundes Mikrobiom ist artenreich, und die vielen nützlichen Bakterien stehen in einer ausgewogenen Balance zueinander, das heißt, kein Keim ist in zu großer oder zu geringer Anzahl vorhanden. Doch unser moderner Lebensstil mit ballaststoffarmer Ernährung, Fast Food und Fertiggerichten, der Einnahme von Medikamenten wie Antibiotika, Abführmitteln oder Magentabletten, mit Stress, Rauchen und anderen Umwelt- und Lebensstilfaktoren verändern die Bakteriengemeinschaft in eine ungünstige Richtung. Eine solche Störung des Mikrobioms bezeichnet man als »Dysbiose«. Oft äußert sich diese durch Blähungen, Bauchschmerzen, Übelkeit oder Stuhlunregelmäßigkeiten wie Durchfall oder Verstopfung. Hinzu können dann auch noch Symptome und Beschwerden außerhalb des Darms kommen, also Entzündungen und chronische Krankheiten, die auf den ersten Blick vielleicht gar nichts mit dem Darm zu tun haben bzw. zunächst nicht mit ihm in Verbindung gebracht werden. Die Darmbeschwerden können bereits darauf hinweisen, dass eine Veränderung des Mikrobioms vorliegt. Bestätigen lässt sich der Verdacht durch eine Mikrobiomanalyse.

Warum ist Artenreichtum so wichtig fürs Mikrobiom?

Dürfte man eine intakte und gesunde Darmflora nur mit einem Merkmal beschreiben, wäre das der Begriff »Artenreichtum«. Experten sagen dazu »Diversität«. Darunter versteht man die Vielfalt der bakteriellen Flora. Diese Artenvielfalt stellt ein sehr wichtiges Kriterium für den Zustand der Darmflora dar. Ein gesundes Mikrobiom sollte möglichst viele unterschiedliche Mikroorganismen beherbergen. Nur dadurch ist gewährleistet, dass es uns alle benötigten Stoffwechselprodukte zur Verfügung stellen kann. Eine große Artenvielfalt ist auch verantwortlich für die Stabilität des Darmmilieus. Sie hält uns gesund und verhindert die Ausbreitung krank machender Mikroorganismen. Eine zu geringe Bakterienvielfalt ist oft Folge einer einseitigen Ernährung. Wenn Sie die Vielfalt erhöhen möchten, ist ein erster wichtiger Schritt, auch Vielfalt auf den Teller zu bringen und sich sehr abwechslungsreich zu ernähren. Ballaststoffe – und da vor allem die »präbiotischen Ballaststoffe« (dazu später mehr) – sind nachweislich in der Lage, die Artenvielfalt zu erhöhen. Andere Gründe für eine mangelnde Vielfalt können Antibiotikatherapien, ein bewegungsarmer Lebensstil und ein sehr hygienisches Lebensumfeld sein.

Was ist eine Mikrobiomanalyse?

Bei einer Mikrobiomanalyse werden anhand einer Stuhlprobe zahlreiche Bakterienarten und manchmal auch verschiedene Pilze im Darm bestimmt. Die Ergebnisse zeigen, ob einzelne Bakterienstämme zu häufig vorkommen oder andere fehlen. Je nach Ergebnis können unterschiedliche Empfehlungen gegeben bzw. Maßnahmen ergriffen werden. Oft ist es wichtig, mehr Ballaststoffe und Pflanzenkost zu essen, um das Mikrobiom zu stärken. Manchmal kann auch die Einnahme gesunder, probiotischer Bakterien durch Nahrungsergänzungsmittel sinnvoll sein. Oder es gibt Empfehlungen zu weitergehenden Untersuchungen. Für den Laien ist es nicht immer ganz einfach, die Ergebnisse einer Mikrobiomanalyse zu verstehen. Hilfreich kann dann das Buch »Mikrobiomanalyse verstehen und richtig interpretieren« sein.

Wie wird eine Mikrobiomanalyse durchgeführt?

Für eine Mikrobiomanalyse wird nur eine kleine Menge Stuhl benötigt. Die Stuhlprobe wird an ein Labor geschickt, das dann analysiert, welche Bakterien oder Pilze sich im Darm befinden. Die Stuhlprobe kann über den (Haus-) Arzt eingeschickt werden. Im Internet kann man aber auch Testkits für Mikrobiomanalysen bestellen und diese selbst an das Speziallabor schicken. Die Kosten für eine Mikrobiomanalyse werden normalerweise nicht von den gesetzlichen Krankenkassen übernommen.

Warum ist es wichtig, dass der Stuhl einen sauren pH-Wert hat?

Als pH-Wert bezeichnet man einen Wert, mit dem man Säuren und Laugen einteilt und auch nach ihrer Stärke beurteilen kann. Die Skala reicht von 0 bis 14. Ein Wert von 7 ist dabei neutral, also weder sauer noch basisch (alkalisch). Alles, was größer ist als 7, ist basisch. Alle Werte unter 7 gelten als sauer. 0 entspricht einer sehr starken Säure, 14 einer sehr starken Lauge oder auch Base.

Der pH-Wert im Dickdarm sollte leicht sauer sein, dann fühlen sich die Darmbakterien am wohlsten. Der pH-Wert des Stuhls entspricht dem pH-Wert im Dickdarm und lässt sich sehr gut mit einem Darmtest bestimmen. Ein gesunder Stuhl-pH-Wert sollte im sauren Bereich zwischen 5,5 und 6,5 liegen.

Ein leicht saurer pH-Wert ist aber nicht nur wichtig für eine gesunde Darmflora. Er verhindert auch, dass fremde, potenziell krank machende Bakterien sich stärker im Darm vermehren können. Dadurch unterdrückt ein saurer pH-Wert die Ausbreitung von Bakterien, die zu Blähungen und anderen Darmbeschwerden führen können. Bei unserer üblichen mitteleuropäischen Ernährung steigt der pH-Wert aber oft auf Werte zwischen 6 und 7 oder darüber an.

Wie bekomme ich den pH-Wert des Darms in den sauren Bereich?

Um die Darmflora und auch den Verdauungstrakt langfristig gesund zu erhalten, sollte der Stuhl-pH-Wert im sauren Bereich liegen. Sie können einiges tun, um einen erhöhten pH-Wert zu senken:

- Ergänzen Sie säurebildende Bakterien wie Milchsäurebakterien oder Bifidobakterien. Diese können über vergorene Milchprodukte (Kefir, Joghurt, Buttermilch, Käse) und Sauerkraut (nicht erhitzt) zugeführt werden. Bei einem zu hohen pH-Wert ist auch die Einnahme probiotischer Milchsäurebakterien sinnvoll.
- Ernähren Sie sich ballaststoffreich. Täglich fünf Portionen Obst und Gemüse, zusätzlich Vollkornbrot und Nüsse halten die Darmbakterien auf Trab. Aber nicht als Snack zwischendurch – Sie wissen ja, dass die Pausen zwischen den drei Mahlzeiten wichtig sind, um den Blutzuckerspiegel zu senken –, sondern je nachdem, was Sie kochen, können Sie ohne Probleme zwei bis drei Portionen Obst und Gemüse in einer Mahlzeit zu sich nehmen, beispielsweise Salat, Gemüsebeilage und Obst zum Nachtisch. Ein Teil der Ballaststoffe sollte aus speziellen Präbiotika bestehen. Diese können von den Darmbakterien besonders gut verwertet werden und führen dazu, dass die Keime vermehrt saure Stoffwechselprodukte und kurzkettige Fettsäuren bilden. Besonders gut für die Bildung der wichtigen Fettsäure »Butyrat« ist »resistente Stärke«. Die findet man in grünen, unreifen Bananen, abgekühlten Kartoffeln, Reis oder Nudeln.

Was hat der Darm mit unserem Gehirn zu tun?

Eine ganze Menge! Viele Emotionen werden sozusagen im Darm gemacht. Der Volksmund weiß das schon lange: Wenn wir uns freuen, haben wir »Schmetterlinge im Bauch« und die »Liebe geht durch den Magen«. Sind wir ängstlich, haben wir »Schiss«. Wir hören auf unser »Bauchgefühl«, aber manche Entscheidungen »bereiten uns Bauchschmerzen«.

Inzwischen bezweifeln selbst seriöse Wissenschaftler nicht mehr, dass in unserm Verdauungstrakt der Schlüssel für Wohlbefinden und Stressresistenz liegt, ebenso wie für die körperliche und geistige Gesundheit. Unsere Gemütslage ist viel stärker von der Darmflora und der Gesundheit des Magen-Darm-Traktes abhängig, als wir es uns bisher vorstellen konnten. Der Darm mit seinen vielen Billionen Mikroorganismen und unser Gehirn kommunizieren pausenlos über Nervenverbindungen, Hormone und andere Botenstoffe. Der Verdauungstrakt entscheidet, wie gut wir mit Stress umgehen können und wie tief unser Schlaf ist. Selbst geistige Leistungsfähigkeit, Schmerzempfinden und die Gehirnentwicklung kleiner Kinder lassen sich mit den richtigen Keimen beeinflussen. Und sogar bei Erkrankungen, die wir bisher nur der Psyche bzw. dem Gehirn zugeordnet haben, etwa Depressionen, ADHS, Parkinson oder Multiple Sklerose, scheint die Darmflora eine wichtige Rolle zu spielen. Eine gesunde Darmflora kann das Risiko für Erkrankungen des Gehirns und der Psyche reduzieren.

Mikrobiomanalysen belegen, dass die Darmflora von Personen, die unter Erkrankungen der Psyche oder des Nervensystems leiden, anders zusammengesetzt ist als bei Gesunden. Verschiedene Studien zeigen, dass die längerfristige Einnahme hoch dosierter probiotischer Bakterien Besserung bringen kann.

Was versteht man unter der Darm-Hirn-Achse?

Mit der Bezeichnung »Darm-Hirn-Achse« soll verdeutlicht werden, dass der Darm bzw. die Darmbakterien auch Einfluss auf unser Gehirn nehmen können. Dazu hat das Mikrobiom mehrere Möglichkeiten. Es gibt einen Nerv, den sogenannten »Nervus vagus« oder »Vagusnerv«, der den Darm direkt mit dem Gehirn verbindet. Über diese Nervenverbindung erhält das Gehirn Informationen aus dem Darm. Der Vagusnerv kann beruhigende Impulse an unser Gehirn schicken und damit unser Wohlbefinden verbessern. Mithilfe von Entspannungstraining oder probiotischen Bakterien lässt sich der Nervus vagus beeinflussen.

Daneben produziert das Mikrobiom aber auch viele Stoffwechselprodukte wie Vitamine, Vorstufen des Schlafhormons Melatonin oder des Glückshormons Serotonin und andere Nervenbotenstoffe, die über die Blutbahn zum Gehirn gelangen können und dort unsere Gefühle beeinflussen. Und auch Immunzellen, die im Darm trainiert werden, können über den Blutweg unser Nervensystem erreichen. Über die Darm-Hirn-Achse kann das Mikrobiom des-

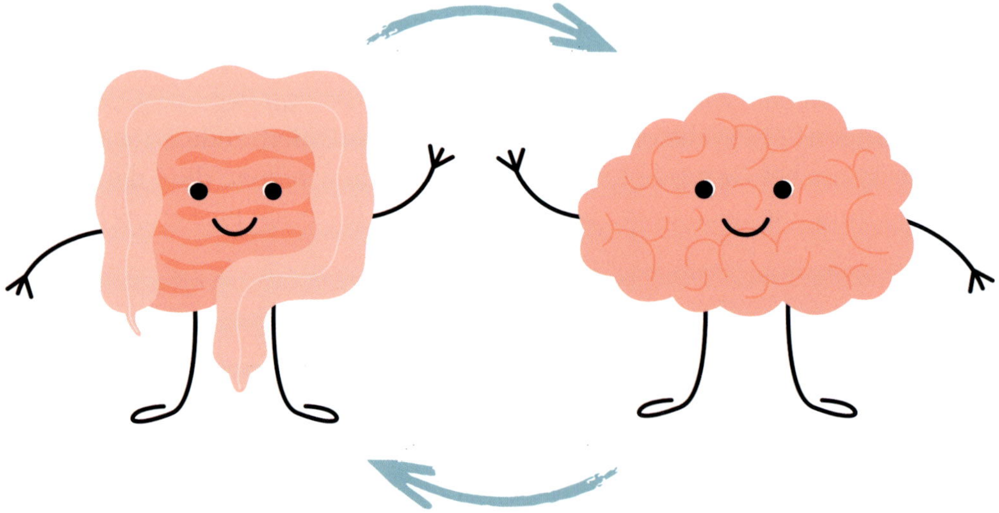

halb Einfluss nehmen auf unsere Stimmung, unser Wohlbefinden und sogar auf Erkrankungen des Nervensystems wie Parkinson, Demenz oder Multiple Sklerose. Selbst das Risiko für Depressionen kann durch das Mikrobiom gesenkt oder auch erhöht werden.

Auf welche Weise hilft die gesunde Darmflora dem Gehirn?

Stoffwechselprodukte der Darmbakterien entscheiden, wie gut sich die Zellen im Gehirn vernetzen, wie gut wir mit Stress umgehen können und wie aktiv die gehirneigenen Abwehrzellen sind. Wichtig für die Gesundheit der grauen Zellen ist nämlich auch ein intaktes Abwehrsystem im Gehirn. Vor allem die hirneigenen Fresszellen spielen eine entscheidende Rolle bei der Beseitigung schädlicher Eiweißablagerungen, die Erkrankungen wie Alzheimer oder Parkinson auslösen können. Doch diese hilfreichen Zellen funktionieren nur zusammen mit einer gesunden und aktiven Darmflora. Tötet man zum Beispiel bei Mäusen mithilfe von starken Antibiotika die Darmflora ab, vergessen diese bereits Gelerntes. Erhalten Säuglinge mehrere Monate lang Milchsäurebakterien, die die Darmflora stärken, wie Lactobacillus rhamnosus und andere, leiden sie im Schulalter sehr viel seltener unter ADHS und Autismus. Transplantiert man Patienten, die an Multipler Sklerose (MS) erkrankt sind, das Darmmikrobiom eines Gesunden, gehen Schübe und Krankheitsaktivität messbar zurück. Das alles belegt, wie wichtig ein gesunder Darm für ein leistungsfähiges und gesundes Gehirn ist.

KAPITEL 3:

ABWEHRKRÄFTE, ALLERGIEN, INTOLERANZEN UND DER DARM

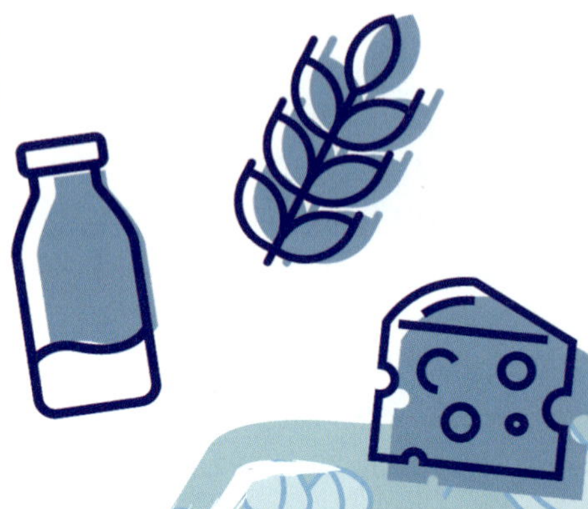

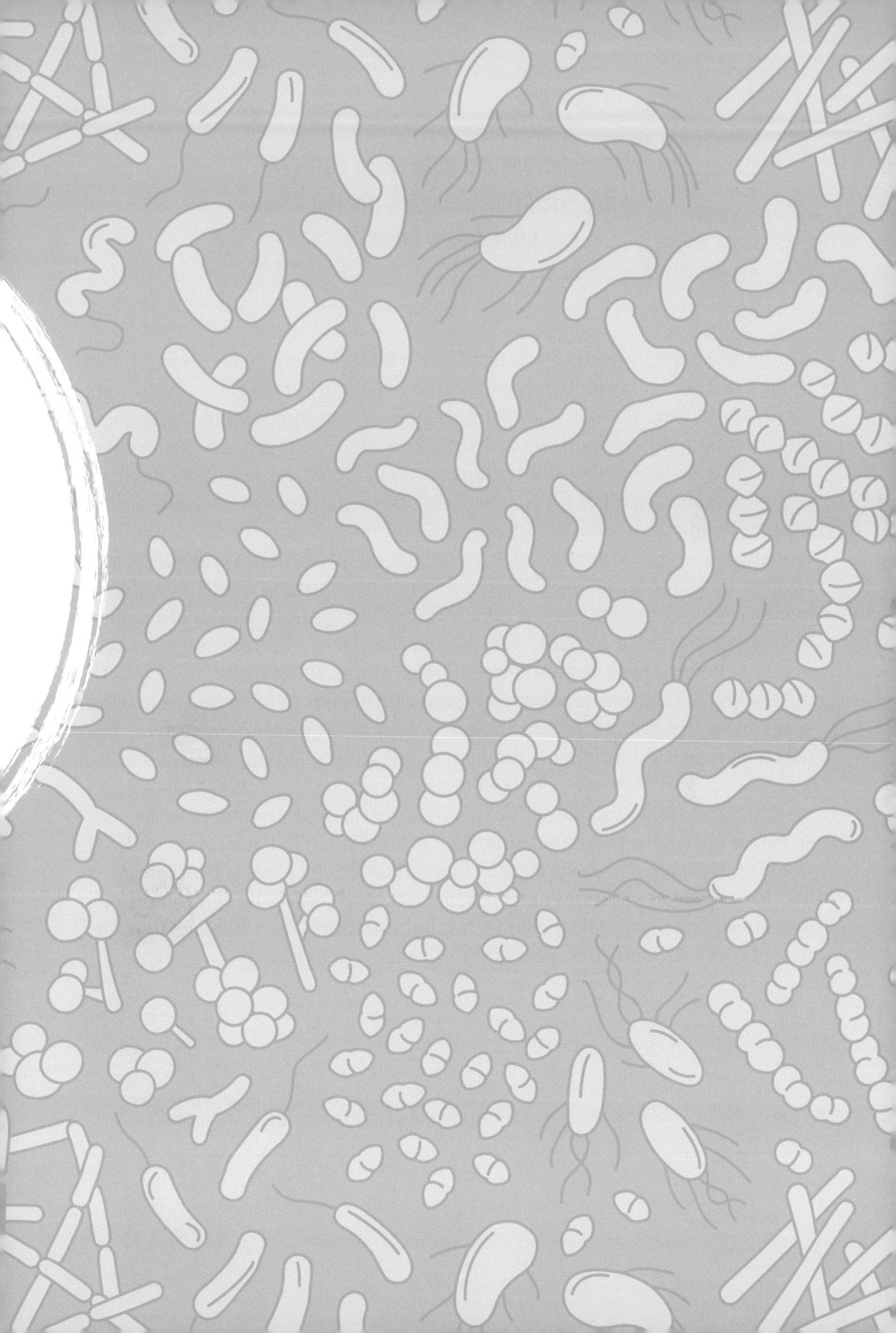

Wie kann ich die Bakterien im Darm unterstützen, wenn ich Antibiotika einnehmen muss?

Antibiotika schädigen die Darmflora, denn leider unterscheiden Antibiotika nicht zwischen gefährlichen Krankheitserregern und nützlichen Bakterien. Wenn wir Antibiotika einnehmen müssen, dann werden deshalb immer auch die gesunden Mikroorganismen in Mitleidenschaft gezogen. Studien zeigen, dass eine Schädigung des Mikrobioms durch längere oder häufigere Antibiotikaeinnahmen auch Folgen für die Gesundheit haben können. Unter anderem stellte man fest, dass das Risiko für Gewichtsprobleme nach Antibiotikaeinnahme ansteigt, wenn man sich anschließend nicht gut um sein Mikrobiom kümmert. Auch Asthma und Allergien können langfristig durch Antibiotika begünstigt werden. Sie können aber während der Antibiotikaeinnahme dem Mikrobiom etwas Gutes tun, wenn Sie probiotische Nahrungsergänzungsmittel nehmen. Diese sollten Sie möglichst etwas zeitversetzt zu sich nehmen. Wenn Sie das Antibiotikum morgens und abends nehmen müssen, dann können Sie die probiotischen Bakterien zum Mittagessen einnehmen. Dadurch lassen sich die Nebenwirkungen der Antibiotikaeinnahme wie Bauchschmerzen, Durchfall oder Übelkeit deutlich reduzieren, und das Mikrobiom wird nicht so stark geschädigt. Um die Bakterien zu unterstützen, sollten Sie sich aber auch darmfreundlich ernähren mit reichlich Ballaststoffen und viel Gemüse. Nehmen Sie die probiotischen Bakterien auch nach dem Absetzen noch für mindestens vier weitere Wochen ein. Noch besser ist es, probiotische Bakterien gemeinsam mit präbiotischen Ballaststoffen einzunehmen. Das unterstützt den Aufbau eines gesunden Mikrobioms zusätzlich.

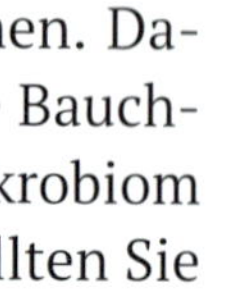

Wichtig:
Wenn Ihr Arzt Ihnen Antibiotika verordnet, sollten Sie die Medikamente auch einnehmen und nicht aus Angst vor Nebenwirkungen einfach weglassen. Anschließend aber ist es wichtig, das Mikrobiom wieder aufzubauen.

Ist es gut, vor einer Impfung Probiotika (zum Beispiel Bifidobakterien oder Laktobazillen) zu nehmen?

Studien haben gezeigt, dass die Impfungen verträglicher sind, also weniger Nebenwirkungen wie Kopfschmerzen, Fieber oder Schmerzen im geimpften Arm auftreten, wenn bereits ein, zwei Wochen vor dem Impftermin oder aber spätestens ab dem Tag der Impfung und bis zwei Wochen danach probiotische Bakterien eingenommen werden. Das beeinträchtigt den Impferfolg nicht, ganz im Gegenteil: Durch die Probiotika konnte die Wirksamkeit sogar verbessert werden, denn es werden mehr Abwehrstoffe (Antikörper) gebildet, wenn man Impfung und probiotische Bakterien kombiniert.

Stimmt es, dass die Einnahme probiotischer Bakterien die Infektanfälligkeit senkt und das Immunsystem stärkt?

Ja, das ist richtig. Etwa 70 Prozent unserer Abwehrzellen befinden sich im Darm und stehen dort in engem Kontakt mit den Darmbakterien. Studien haben gezeigt: Unsere Abwehrkräfte profitieren davon, wenn wir Probiotika einnehmen. Kinder sind seltener erkältet und haben weniger Fieber, Husten und Bauchschmerzen, wenn sie gesunde Darmbakterien einnehmen. Sportler konnten damit die Infektanfälligkeit bei hartem Training senken. Auch bei Senioren, Schichtarbeitern und Menschen unter Stressbelastungen ließen sich teilweise erstaunliche Effekte durch die Einnahme von Probiotika nachweisen. Infekte traten seltener auf und verliefen weniger schwer, wenn Probiotika genommen wurden.

Wie lange muss ich Probiotika einnehmen, um meine Infektanfälligkeit zu reduzieren?

Probiotika brauchen etwas Zeit, um zu wirken. In Studien wurden die Nahrungsergänzungsmittel mit probiotischen Bakterien meistens drei Monate gegeben. Wenn man im Winter die Infektanfälligkeit beispielsweise von Kindern oder älteren Menschen senken möchte, sollte man spätestens im September oder Oktober damit beginnen und die probiotischen Bakterien bis Ende Februar nehmen. Natürlich muss auch die Ernährung stimmen, wenn man die Infektanfälligkeit senken möchte. Diese sollte viel Obst, Gemüse, Vollkornprodukte und Nüsse enthalten. Und auch regelmäßige Bewegung im Freien stärkt die Abwehrkräfte.

Werden Vitamine von der Darmflora gebildet?

Ja, unser Mikrobiom kann einige lebenswichtige Vitamine wie Vitamin B6, B12, Vitamin K, Folsäure und Biotin herstellen. Milchsäurebakterien und Bifidobakterien produzieren Folsäure und B-Vitamine. Folsäure unterstützt die Zellbildung. Vor allem Schwangere benötigen es in ausreichender Menge für die Gesundheit des Nachwuchses. Auch für ein gesundes Herz-Kreislauf-System ist Folsäure notwendig. Vitamin B6 ist wichtig für den Fettstoffwechsel und die Bildung von Nervenbotenstoffen. Außerdem beeinflusst Vitamin B6 die Hormonproduktion. Vitamin B12 hält unsere Gefäße elastisch und sorgt für gesunde Nerven, es ist notwendig für Blutbildung und Entgiftungsvorgänge. Bifidobakterien und Bacteroideskeime zählen zu den Vitamin-K-Bildnern. Vitamin K ist wichtig für die Blutgerinnung, außerdem stärkt es die Knochen und schützt vor Osteoporose. Biotin wird auch »Vitamin H« genannt. »H« steht dabei für Haut und Haare, denn Biotin sorgt für einen strahlenden Teint, feste Fingernägel und dichtes, glänzendes Haar. Vor allem Bakterien mit der Bezeichnung »Bacteroides« sind gute Biotin-Produzenten. Allerdings reicht die Vitaminproduktion über die Darmflora nicht aus, um die gesamte Versorgung mit diesen Nährstoffen sicherzustellen. Eine nährstoffreiche Ernährung ist deshalb unerlässlich.

Wie kann ich das Mikrobiom bei Neurodermitis verbessern?

Verschiedene Studien zeigen, dass Kinder seltener Neurodermitis und Allergien entwickeln, wenn die Mutter bereits während der Schwangerschaft probiotische Bakterien eingenommen hat. Aber auch später lässt sich mit probiotischen Bakterien und präbiotischen Ballaststoffen der Hautzustand noch deutlich verbessern.

In Studien konnten bestimmte Bakterien oder auch Bakterienmischungen sowohl den Hautzustand verbessern als auch den Medikamentenverbrauch (Kortisonsalbe, Allergiemedikamente) deutlich reduzieren. Wirksam bei Neurodermitis waren unter anderem die Bakterienstämme, Lactobacillus rhamnosus, Lactobacillus salivarius, Lactobacillus casei, Bifidobacterium breve, Bifidobacterium lactis oder Bifidobacterium longum. Im Idealfall probiert man ein hoch dosiertes Präparat, das mindestens drei oder mehr der Bakterien enthält. Bis sich Effekte einstellen, kann es einige Wochen dauern. In eigenen Studien konnten wir feststellen, dass sich das Mikrobiom nach vier Wochen Einnahme von Probiotika umgestellt hat, aber die Wirkungen auf die Symptome erst nach etwa acht bis zehn Wochen einstellt.

Bei Neurodermitis ist oft auch das Hautmikrobiom beeinträchtigt. Studien haben gezeigt, dass Bäder und eine Salbe mit lebenden probiotischen Bakterien sich günstig auf das Hautmikrobiom auswirken können und die Ekzeme schnell abklingen lassen.

Stimmt es, dass das Mikrobiom von Kindern, die per Kaiserschnitt entbunden werden, nicht so gut und widerstandsfähig ist wie das von Kindern, die auf natürlichem Weg entbunden werden?

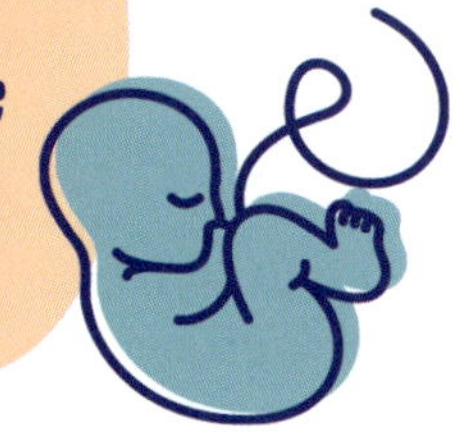

Ja, das ist richtig. Inzwischen wird jedes dritte Kind per Kaiserschnitt geboren. Bei dieser sterilen Geburt kommt das Neugeborene nicht mit den mütterlichen Keimen in Berührung, sondern die Mikroorganismen, die sich auf der Haut oder der Kleidung von Ärzten, Pflegern oder Eltern befinden, siedeln sich als Erstes an. Auch potenziell krank machende Bakterienstämme, die man vor allem in der Klinik findet, erobern dann schon früh den Darm des Neugeborenen. Und das kann für das Kind durchaus Nachteile haben. Studien zeigen, dass durch eine Kaiserschnitt-Entbindung vor allem die Entwicklung des kindlichen Immunsystems beeinträchtigt wird und die Gefahr für Allergien, Neurodermitis oder Autoimmunerkrankungen im späteren Leben steigt. Das Risiko, später übergewichtig zu werden, ist sogar um mehr als 30 Prozent höher als bei vaginal entbundenen Säuglingen. Wichtig ist es deshalb, dass dem weiteren Aufbau eines gesunden Mikrobioms bei Kaiserschnittkindern viel Aufmerksamkeit geschenkt wird. Stillen ist gut geeignet, das Mikrobiom zu stärken. Ebenso sind präbiotische Ballaststoffe wichtig fürs Mikrobiom, die bei nicht gestillten Kindern mithilfe spezieller Säuglingsnahrung zugeführt werden können und später mit dem Familienessen. Auch viele soziale Kontakte und der Aufenthalt in der Natur wirken sich günstig auf die Bakterien im kindlichen Darm und auf der Haut aus.

Wenn die mütterliche »Bakterienimpfung« während der Geburt fehlt, sollte es später nicht zu steril zugehen. Bereits in den 90er-Jahren des vergangenen Jahrhunderts erkannten Wissenschaftler, dass Kinder, die viele Keimkontakte haben, seltener unter Allergien leiden. Wer am Bauernhof lebt oder in einer Großfamilie aufwächst, erkrankt seltener als Einzelkinder aus der Stadt. Man vermutet, dass der Kontakt mit Mikroorganismen das Immunsystem in Balance bringt.

Ich vermute, dass ich bestimmte Nahrungsmittel nicht vertrage. Was kann die Ursache sein?

Wenn sich Minuten bis Stunden nach dem Genuss eines Nahrungsmittels Beschwerden einstellen, kann das auf eine Nahrungsmittelallergie oder auch eine Nahrungsmittelintoleranz, also eine Nahrungsmittelunverträglichkeit, hinweisen. Während es sich bei Allergien um eine Reaktion des Immunsystems auf bestimmte Nahrungsmittel handelt, liegen bei Intoleranzen Probleme mit der Verdauung bestimmter Nahrungsinhaltsstoffe vor. Typische Beschwerden, die nach dem Verzehr unverträglicher Nahrungsmittel auftreten können, sind Bauchschmerzen oder Bauchkrämpfe, Blähungen, Druck- oder Völlegefühl, Durchfälle, Übelkeit oder »gluckernde« Darmgeräusche. Im Vordergrund stehen bei Nahrungsmittelunverträglichkeiten die Darmbeschwerden, es können aber auch noch andere Beschwerden auftreten.

Spielt das Mikrobiom bei Allergien eine Rolle?

Allergien können in Form von Atemnot (Asthma), Heuschnupfen, Bindehautentzündungen oder Ekzemen auftreten. Die Neigung zu Allergien wird zum Teil vererbt, aber eine zu saubere, hygienische Umgebung begünstigt deren Entstehung. Und auch der Darm und die Darmflora spielen eine entscheidende Rolle. Ein gesundes Mikrobiom ist wichtig für das Training unserer Abwehrkräfte und bringt das Immunsystem in eine gesunde Balance. In mehreren Studien ließ sich nachweisen, dass eine Besiedelung des Darms mit »gesunden« Keimen wie Milchsäurebakterien (Laktobazillen), Bifidobakterien und anderen Mikroorganismen einen schützenden Effekt haben können. Begünstigt werden Allergien, wenn das Mikrobiom nicht artenreich genug ist und ihm die Vielfalt fehlt. Bestimmte probiotische Bakterien können das Immunsystem möglicherweise so beeinflussen, dass bisher bekämpfte Nahrungsmittel, Blütenstaub und Tierhaare besser toleriert werden. Bei Kindern, Jugendlichen und Erwachsenen mit Neurodermitis waren die Therapien mit verschiedenen Milchsäurestämmen (Lactobacillus rhamnosus, Lactobacillus plantarum) oder Bifidobakterien (Bifidobacterium lactis) erfolgreich. Bei Nahrungsmittelallergien oder Heuschnupfen können andere Bakterien hilfreich sein. In Studien wurden u. a. mit Lactobacillus casei, Lactobacillus rhamnosus und Lactobacillus gasseri Erfolge erzielt. Während sich Heuschnupfen, Asthma oder Nahrungsmittelallergien nach einigen Monaten Einnahme meistens deutlich besserten, hatten in vielen Studien die probiotischen Bakterien allerdings keinen Einfluss auf die allergische Bindehautentzündung.

Welche Beschwerden habe ich bei Nahrungsmittelallergien?

Bei Nahrungsmittelallergien spielt das Immunsystem eine Rolle. Ähnlich wie zum Beispiel bei einer Pollenallergie erkennen die Abwehrkräfte nicht, dass die Nahrungsmittel harmlos sind, und reagieren mit ähnlichen Symptomen wie bei einer Infektion. Bei einer Nahrungsmittelallergie können neben den allgemeinen Magen-Darm-Beschwerden auch ein Kribbeln im Mund, Juckreiz und Quaddeln (Nesselsucht) an der Haut oder Schnupfen, Husten und Atemnot auftreten. Die Reaktionen auf unverträgliche Lebensmittel können unterschiedlich stark sein und von leichten Beschwerden über schwere Symptome bis hin zu einem lebensbedrohlichen anaphylaktischen Schock reichen.

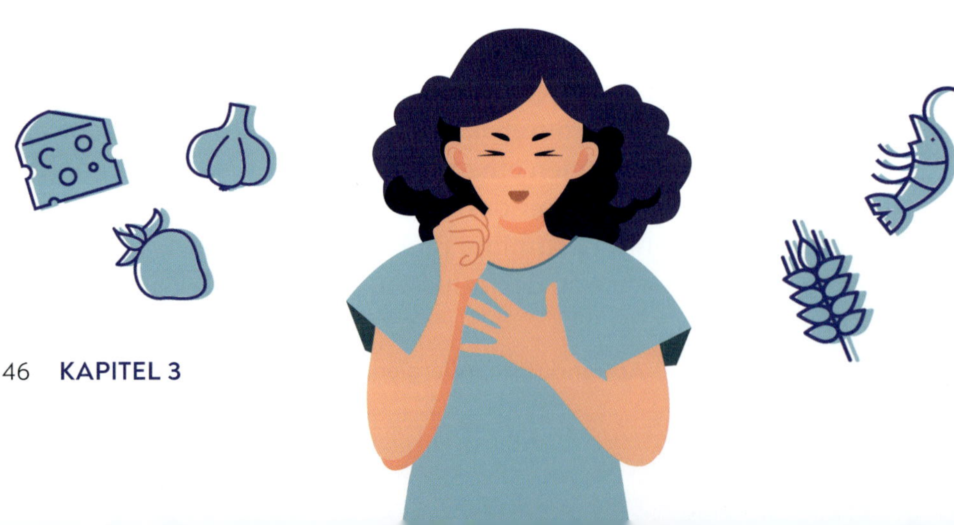

Wie kann man eine Nahrungsmittelallergie feststellen?

Nachgewiesen werden können Nahrungsmittelallergien durch einen Hauttest (Prick-Test) beim Hautarzt oder Allergologen. Außerdem kann man die Allergien im Blut anhand der sogenannten IgE-Antikörper (Immunglobulin E, RAST-Test) überprüfen. Achtung: Die gelegentlich angebotenen IgG-Tests sind bei Nahrungsmittelallergien nicht aussagekräftig. Dazu haben auch verschiedene Allergiegesellschaften eindeutig Stellung bezogen und raten von der Durchführung dieser Tests ab.

Gegen welche Nahrungsmittel treten besonders häufig Allergien auf?

Etwa 4 Prozent der Bevölkerung leiden unter einer Nahrungsmittelallergie. Die häufigsten Allergieauslöser bei Kindern sind Kuhmilch, Hühnerei, Erdnüsse, Weizenmehl, Soja, Fisch und Nüsse wie z. B. Haselnüsse oder Cashewnüsse. Vor allem die Allergien gegen Milch und Eier können wieder abklingen, wenn die Nahrungsmittel einige Monate gemieden werden.

Bei Erwachsenen spielen andere Lebensmittel eine Rolle. Hier sind es häufig Steinobst- (Kirschen, Pflaumen, Nektarinen) oder Kernobstsorten (vor allem Äpfel), aber auch Haselnüsse, Karotten, Sellerie. Oft leiden die Betroffenen gleichzeitig unter einer Pollenallergie gegen Birken-, Hasel-, Erlen- oder Gräserpollen. Dann spricht man von einer »Kreuzallergie«.

Was sind Nahrungsmittelintoleranzen?

Bei Nahrungsmittelintoleranzen kann der Körper bestimmte Nahrungsmittel nicht richtig verdauen oder verarbeiten. Im Gegensatz zu Nahrungsmittelallergien, bei denen das Immunsystem beteiligt ist, sind Nahrungsmittelintoleranzen in der Regel weniger schwerwiegend, können aber trotzdem unangenehme Symptome verursachen. Es gibt verschiedene Arten von Nahrungsmittelintoleranzen:

Laktoseintoleranz

Ursache: Es besteht ein Mangel an dem Enzym Laktase. Dieses Enzym baut normalerweise Laktose (Milchzucker) im Darm ab.

Symptome: Blähungen, Durchfall, Bauchschmerzen, Völlegefühl nach dem Genuss von Milch oder Milchprodukten.

Fruktosemalabsorption

Ursache: Unfähigkeit, Fruktose (Fruchtzucker) richtig zu absorbieren. Die Beschwerden treten oft auf, wenn zu viel Fruktose verzehrt wird. Geringere Mengen werden aber häufig vertragen.

Symptome: Blähungen, Durchfall, Bauchschmerzen nach dem Verzehr von Fruchtsaft, Soft Drinks, Obst. Wichtig: Auch normaler Haushaltszucker besteht zur Hälfte aus Fruktose. Alle gesüßten Lebensmittel liefern deshalb auch Fruktose.

Histaminintoleranz

Ursache: Ungleichgewicht zwischen Aufnahme von Histamin und der Fähigkeit, Histamin abzubauen.

Symptome: Kopfschmerzen, Hautrötungen, Juckreiz, Verdauungsprobleme, Atembeschwerden nach dem Genuss von lange gereiften Lebensmitteln wie Käse, Salami, Rotwein, aber oft auch ausgelöst durch Orangensaft.

Sorbitintoleranz

Ursache: Unfähigkeit, Sorbit, einen Süßstoff, zu absorbieren.

Symptome: Blähungen, Durchfall, Bauchschmerzen. Sorbit ist enthalten in

Light-Getränken, zuckerfreien Kaugummis und zahnfreundlichen Süßigkeiten und natürlicherweise in einigen Obstsorten wie Äpfeln, Birnen, Kirschen, Trockenfrüchten.

Wie kann man Nahrungsmittelintoleranz feststellen?

Bei Nahrungsmittelintoleranzen werden zunächst oftmals Ausschlussdiäten durchgeführt, das heißt, es werden bestimmte Nahrungsmittel, zum Beispiel Milchprodukte, eine Zeit lang gemieden und beobachtet, ob die Beschwerden besser werden. Hilfreich kann ein Tagebuch sein, in dem man notiert, was man gegessen hat und wie stark die Beschwerden anschließend waren. Daneben gibt es spezielle Tests, wie z. B. Laktose-Atemtests oder Fruktosebelastungstests, mit denen man die Erkrankungen diagnostizieren kann.

Was hilft bei Nahrungsmittelunverträglichkeiten?

Am wirkungsvollsten ist meistens die Vermeidung oder Reduzierung der problematischen Nahrungsmittel. In einigen Fällen können auch Enzympräparate hilfreich sein, etwa Laktase-Tabletten bei Laktoseintoleranz. Während es bei Intoleranzen oft auf die richtige Dosierung ankommt, müssen Allergiker penibel darauf achten, dass ihre Nahrung die entsprechenden Allergene nicht enthält.

Es ist wichtig, bei Verdacht auf eine Nahrungsmittelunverträglichkeit einen Arzt oder Ernährungsberater zu konsultieren, um eine genaue Diagnose zu erhalten und einen geeigneten Ernährungsplan zu erstellen.

Muss ich bei Laktoseintoleranz auf Milchsäurebakterien verzichten?

Nein, bei einer Milchzuckerunverträglichkeit (Laktoseintoleranz) sind Milchsäurebakterien (Laktobazillen) sehr zuträglich, denn sie bauen auch den Milchzucker im Darm ab. Wer regelmäßig Nahrungsergänzungsmittel mit bestimmten Milchsäurebakterien (Probiotika) einnimmt, kann dadurch in vielen Fällen auch eine Laktoseintoleranz bessern bzw. verträgt dann größere Mengen an Milch und Milchprodukten.

Und weil die Milchsäurebakterien auch im Joghurt oder Quark den Milchzucker eifrig abbauen, sind Milchprodukte kurz vor dem Ablaufdatum sogar bei Milchzuckerunverträglichkeit besser verträglich als solche mit langem Haltbarkeitsdatum.

Was ist eine Zöliakie?

Unter Zöliakie versteht man eine chronische Erkrankung des Dünndarms. Sie wird durch eine nicht behandelbare Unverträglichkeit gegenüber Gluten ausgelöst. Wer darunter leidet, muss lebenslang das Klebereiweiß, das in bestimmten Getreidesorten enthalten ist, strikt meiden. Zöliakie betrifft etwa 1 Prozent der Bevölkerung. Bei dieser Autoimmunerkrankung löst der Glutenbestandteil »Gliadin« eine Immunreaktion aus, die zu einer Entzündung der Dünndarmschleimhaut führt und vielfältige Verdauungsbeschwerden wie Durchfälle, Blähungen oder auch Abgeschlagenheit verursachen kann. Ob man darunter leidet, kann der Arzt meist schon anhand einer Blutprobe nachweisen oder ausschließen. Manchmal müssen auch Gewebeproben aus dem Darm entnommen werden.

Was versteht man unter dem SIBO-Syndrom?

Unter einem SIBO-Syndrom (Small Intestinal Bacterial Overgrowth) versteht man eine übermäßige Vermehrung von Bakterien im Dünndarm, die dort normalerweise nur in geringer Anzahl vorkommen. Dieses Ungleichgewicht kann zu Verdauungsbeschwerden wie Blähungen und Völlegefühl, Bauchschmerzen, Durchfall, Verstopfung oder Nährstoffmangel (z. B. Vitamin B12-Mangel) führen. Häufig verursacht SIBO auch Reizdarmbeschwerden.

Ursachen für ein SIBO-Syndrom können verlangsamte Darmbewegungen (z. B. durch Stress oder Medikamente) sein, Diabetes, Entzündungen der Bauchspeicheldrüse oder langfristige Einnahme von Magensäureblockern (Protonenpumpenhemmern).

Ob ein SIBO-Syndrom vorliegt, lässt sich mithilfe eines Atemtests nachweisen. Wenn der Test die Erkrankung bestätigt, dann können Antibiotika gegen die unerwünschten Bakterien eingesetzt werden. Auch Medikamente, die die Darmbewegungen aktivieren, können nützlich sein. Langfristig sind eine ausgewogene Ernährung und Stressmanagement wichtig.

Was versteht man unter Histaminintoleranz?

Histamin ist ein Botenstoff, der natürlicherweise in unserem Körper vorkommt oder auch über Nahrungsmittel aufgenommen wird. Diese geringen Histaminmengen verursachen in der Regel keine Beschwerden, da sie recht schnell wieder abgebaut werden. Bei einer Histaminintoleranz steigen die Blut- und Gewebespiegel aber an und verursachen dann eine Vielzahl an Beschwerden, die an eine Allergie erinnern können, denn Histamin ist auch der entscheidende Botenstoff bei vielen allergischen Reaktionen. Oft weisen Darmbeschwerden wie Bauchschmerzen oder Durchfall auf eine Histaminintoleranz hin. Aber auch eine ständig verstopfte Nase, Juckreiz, Quaddeln

(Nesselsucht/Urtikaria), Herz-Kreislauf-Beschwerden wie zum Beispiel Herzrasen, Blutdruckabfall, anfallartige Hautrötung (Flush) oder Kopfschmerzen können durch hohe Histaminspiegel ausgelöst werden.

Was sind die Gründe für hohe Histaminwerte?

Es gibt verschiedene Gründe, weshalb die Histaminwerte ansteigen und es zu einer Histaminintoleranz kommt. Erhöhte Histaminkonzentrationen können durch eine vermehrte Histaminaufnahme mit der Nahrung verursacht werden, durch einen langsamen Histaminabbau oder auch durch eine starke Histaminproduktion durch das Mikrobiom.

Nahrungsmittel mit einem hohen Histamingehalt sind unter anderem Rotwein, Schokolade, reifer Käse, Salami, Thunfisch, Meeresfrüchte und Schalentiere.

Im Darm gibt es aber auch histaminbildende Bakterien. Diese lassen sich in niedriger Zahl auch im gesunden Darm nachweisen. Übersteigt deren Zahl aber einen bestimmten Wert, können entsprechende Beschwerden auftreten. Studien konnten nachweisen, dass sich das Mikrobiom von Menschen, die empfindlich auf Nahrungsmittelhistamin reagieren, anders zusammensetzt als die Darmflora von Personen, die weniger empfindlich sind.

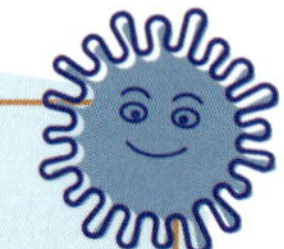

HISTAMINBILDENDE BAKTERIEN IM DARM

Die wichtigsten histaminbildenden und Histamin freisetzenden Bakterien sind: Morganella, Hafnia alvei, Clostridien, Escherichia coli, Serratia, Klebsiella, Citrobacter und Enterobacter. Mithilfe einer Mikrobiomanalyse lassen sich diese Histaminbildner nachweisen.

Was kann ich machen, um die Histaminwerte zu senken?

Meiden Sie histaminreiche Nahrungsmittel. Vor allem, wenn die Darmflora durch Antibiotika geschädigt ist und gleichzeitig die Ernährung sehr eiweiß- und fettreich ist, können sich Fäulnisbakterien übermäßig ausbreiten, die dann zu Problemen führen. Wenn Sie eine Histaminintoleranz bessern oder sogar zum Verschwinden bringen möchten, dann sollte der Aufbau einer gesunden Darmflora und die Verdrängung dieser Keime an erster Stelle stehen. Die histaminbildenden Bakterien vermehren sich nämlich vor allem dann stark, wenn die Darmflora gestört ist (Dysbiose) und schützende Bakterien (z. B. die der Säuerungsflora) dezimiert sind. Viele Bakterien der schützenden Säuerungsflora wie Laktobazillen und Bifidobakterien kann man mithilfe von Nahrungsergänzungsmitteln zuführen. Einige dieser probiotischen Bakterien können aber selbst Histamin produzieren, weshalb es auf die Auswahl der richtigen Bakterienstämme ankommt.

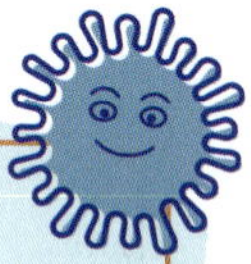

Geeignete probiotische Bakterien bei Histaminintoleranz
Bei Histaminintoleranz sind alle Bifidobakterien, besonders aber Bifidobacterium infantis und Bifidobacterium longum geeignet. Außerdem sehr gut geeignet: Lactobacillus gasseri, Lactobacillus rhamnosus, Lactobacillus salivarius und Lactobacillus plantarum.

Weniger geeignete probiotische Bakterien bei Histaminintoleranz
Gemieden werden sollten Nahrungsergänzungsmittel mit histaminbildenden Bakterienstämmen wie Enterococcus faecialis, Enterococcus faecium und Escherichia coli (E. coli), Lactobacillus bulgaricus, Lactobacillus delbrueckii, Lactobacillus reuteri und Lactobacillus casei. Diese können unter Umständen die Beschwerden verschlechtern.

KAPITEL 4:

DARMBESCHWERDEN UND ANDERE PROBLEME IM MAGEN-DARM-TRAKT

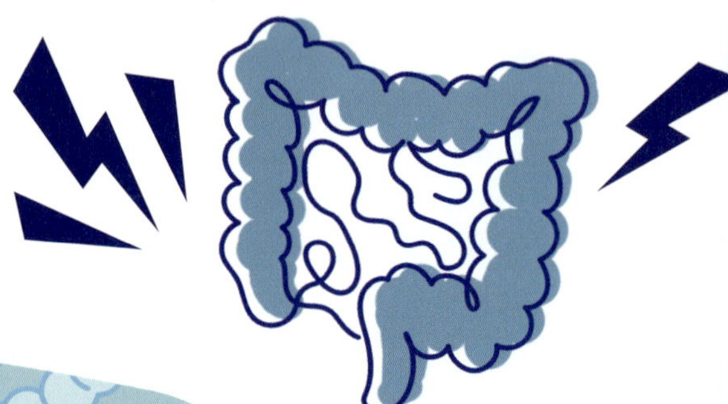

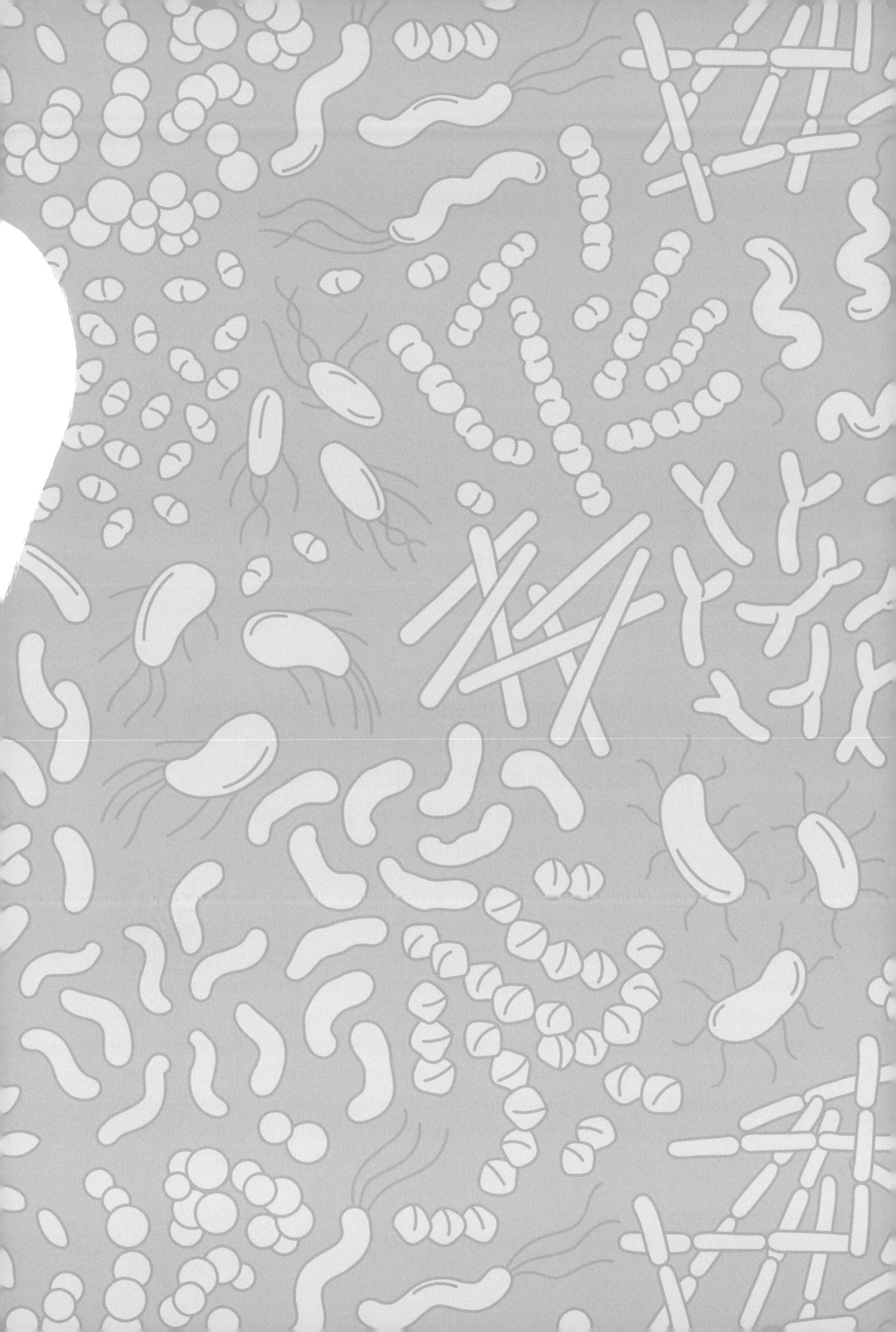

Welche Darmkrankheiten kommen am häufigsten vor?

Zu den häufigsten Darmkrankheiten gehören Reizdarmsyndrom, Morbus Crohn, Colitis ulcerosa, Zöliakie und Divertikulose. Ungefähr 10 bis 20 Prozent der Erwachsenen in Mitteleuropa leiden an einem Reizdarmsyndrom, und etwa 400 000 Menschen in Deutschland haben eine chronisch entzündliche Darmerkrankung, also Colitis ulcerosa oder Morbus Crohn. Etwa 1 Prozent ist von der Autoimmunerkrankung Zöliakie betroffen. Divertikel, also kleine Ausstülpungen im Darm, die sich leider gerne mal entzünden, werden mit dem Alter häufiger. Betrachtet man die gesamte erwachsene Bevölkerung Deutschlands, dann haben rund 30 bis 40 Prozent Divertikel im Darm, bei den über 70-Jährigen sind es sogar 60 Prozent.

Ich habe immer mal wieder Bauchschmerzen, und es fühlt sich an, als ob mein Darm entzündet ist. Ich möchte aber gerade keine Darmspiegelung machen lassen. Gibt es eine Alternative?

Unklare Darmbeschwerden, vor allem, wenn sie länger anhalten, sollte man immer abklären lassen. Der erste Ansprechpartner ist meistens der Hausarzt, der sich mithilfe einer Ultraschalluntersuchung des Bauchs und anhand verschiedener Laborwerte einen ersten Überblick verschaffen kann. Bauchschmerzen sind sehr unspezifische Symptome, das heißt, die Beschwerden können ganz unterschiedliche Ursachen haben. Ob eine Entzündung besteht, kann man anhand des Blutwertes CRP erkennen. Es gibt aber auch noch einen Wert, der speziell den Darm betrifft und mittels einer Stuhlprobe erhoben wird, der »Calprotectin-Wert«. Calprotectin ist ein Eiweißstoff, der von bestimmten Immunzellen bei Entzündungen gebildet wird. Vor allem bei entzündlichen Darmerkrankungen steigt der Calprotectin-Wert an. Deshalb kann er auf die »klassischen« entzündlichen Darmerkrankungen wie Morbus Crohn oder Colitis ulcerosa hinweisen, ist aber auch bei vorübergehenden Entzündungen des Darms aus anderen Gründen erhöht. Der Calprotectin-Wert ist ein guter Marker für die Stärke der Entzündungen: Je höher der Calprotectinspiegel, desto stärker ist auch das Entzündungsgeschehen im Darm. Ein deutlich erhöhter Calprotectinwert sollte deshalb immer genauer abgeklärt werden. Außerdem kann der Hausarzt auch noch auf Blut im Stuhl untersuchen und abklären, ob zum Beispiel eine Infektion mit dem Magenkeim Helicobacter die Beschwerden ausgelöst hat. Je nach Ergebnis können dann weitere Untersuchungen notwendig sein. Um sicher alle Ursachen für die Beschwerden auszuschließen, kommt man aber oft nicht um eine Darmspiegelung herum. Häufig findet man aber trotz gründlicher Untersuchung keine Ursache für die Bauchschmerzen. Dann spricht man vom »Reizdarmsyndrom«. Das ist zwar unangenehm, aber auch ungefährlich.

Ich leide nach dem Essen immer unter Völlegefühl. Was können die Ursachen sein?

Unter »Völlegefühl« versteht man ein Spannungsgefühl und einen Druck im Magen. Das kann unterschiedliche Gründe haben, aber sehr oft liegt es daran, dass man beim Essen Luft schluckt, weil man sehr schnell isst oder nicht ausreichend kaut. Die Luft führt dann zu einem Druck im Bauch, der als unangenehm empfunden wird. Manchmal können auch kohlensäurehaltige Getränke oder sprudeliges Mineralwasser für die Probleme verantwortlich sein. Ist der Darm träge, wird die Nahrung nicht schnell genug weitertransportiert, und auch das kann dann zu Bauchdruck führen. Völlegefühl wird deshalb oft von Problemen wie Aufstoßen, Blähungen oder Verstopfung begleitet. Gelegentlich können sich jedoch hinter dem Völlegefühl auch ernsthaftere Probleme wie Gallensteine, Magenschleimhautentzündung oder ein Reizdarmsyndrom verbergen.

Maßnahmen und Hausmittel gegen Völlegefühl sind langsames und bewusstes Essen, ballaststoffreiche Kost, kohlensäurefreie Getränke und viel Bewegung. Auch eine Wärmflasche oder Kräutertees gegen Blähungen mit Fenchel, Anis und Kümmel können hilfreich sein.

Warum haben manche Menschen ständig Blähungen, andere aber nie?

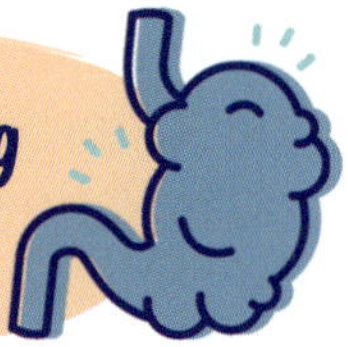

Jeder Mensch hat ab und zu Blähungen. Wie oft und wie stark diese sind, kann aber ganz unterschiedliche Gründe haben. Etwa jeder fünfte Erwachsene klagt gelegentlich über stärkere Blähungen, aber meistens ist die Luft im Bauch harmlos. Die Umstellung von einer faserarmen auf eine ballaststoffreiche Ernährung kann zu Beginn, bis sich der Darm daran gewöhnt hat, Blähungen verursachen. Auch Nahrungsmittel wie Hülsenfrüchte, Zwiebeln, Kohl oder Rohkost sorgen bei manchen für mehr Luft im Darm. Andere wiederum vertragen diese Gemüsesorten problemlos. Gelegentlich sind kohlensäurehaltige Getränke schuld an zu viel Luft. Blähungen treten aber auch auf bei Nahrungsmittelunverträglichkeiten wie Laktose- oder Fruktoseintoleranz oder Nahrungsmittelallergien, beim Reizdarmsyndrom oder chronischer Verstopfung häufiger auf.

Eine wichtige Rolle spielen die Bakterien im Darm. Je nach Zusammensetzung der Darmflora können diese unterschiedliche Gase wie Methan, Wasserstoff oder Schwefelwasserstoff bilden. Am Tag kommen so mehrere Liter Gas im Darm zusammen. Ein Teil davon wird resorbiert und in die Blutbahn aufgenommen, der Rest bahnt sich seinen Weg über den Darm nach draußen. Mithilfe einer Mikrobiomanalyse lässt sich überprüfen, ob außergewöhnlich viele Gasbildner im Verdauungstrakt leben.

Muss man wegen Blähungen zum Arzt?

Meistens sind Blähungen (Flatulenzen) harmlos, und oft kann man selbst einschätzen, weshalb Blähungen auftreten, beispielsweise weil man etwas gegessen hat, was man schlecht verträgt oder das Essen sehr schnell verschlungen hat. Einen Arzt um Rat fragen sollte man immer dann, wenn ständig Bauchschmerzen bestehen oder die Blähungen mit Gewichtsverlust, Durchfällen oder Blut im Stuhl einhergehen.

Was hilft gegen Blähungen?

Oft ist die Ernährung schuld an der Luft im Bauch, also sollten kohlensäurehaltige Getränke oder blähende Speisen erstmal gestrichen werden. Auch beim hastigen Essen verschluckt man viel Luft. Manchmal reicht es, langsamer zu essen und gründlicher zu kauen. Gelegentlich sind auch eine Besiedelung des Darms mit Hefepilzen oder ein Reizdarmsyndrom verantwortlich für die Beschwerden. Künstliche Süßstoffe wie Xylit oder Sorbit können in größeren Mengen Blähungen verursachen. Wenn Sie täglich mehrere zuckerfreie Kaugummis kauen oder Bonbons lutschen, kann das der Grund für die Beschwerden sein. Bei Blähungen sollte man zudem weniger sitzen und sich mehr bewegen. Auch das trägt dazu bei, die Gase loszuwerden.

Pfefferminze, Anis und Kümmel und, mit Abstrichen, auch Fenchel sind Heilpflanzen, die gegen Blähungen wirksam sind. Diese können als Tee oder in Kapselform eingenommen werden; sie wirken entspannend, krampflösend und regen die Darmtätigkeit an. Fenchel sollte man aufgrund bestimmter Inhaltsstoffe, die in Verdacht stehen, Krebs auszulösen, nicht langfristig und in großen Mengen zuführen. Etwas stärker gegen zu viel Luft im Bauch wirken rezeptfreie Präparate mit den Wirkstoffen Dimeticon und Simeticon; sie können auch in der Schwangerschaft und Stillzeit angewendet werden.

Bei einer Stuhluntersuchung wurden Pilze im Darm nachgewiesen. Muss ich mir Sorgen machen?

In der Regel kommen Pilze nur vorübergehend im Darm vor und sind für Personen mit einem intakten Immunsystem auch nicht gefährlich. Ob ein Pilz problematisch ist oder nicht, hängt natürlich auch von der Art des Pilzes ab und davon, wie gut das Immunsystem ist. Für gesunde und abwehrstarke Menschen sind Darmpilze meistens wenig problematisch. Bei älteren, schwer kranken oder abwehrgeschwächten Personen können auch harmlose Pilze manchmal gefährlich werden.

Viele Pilze nehmen wir mit der Nahrung auf. »Geotrichum candidum« kommt beispielsweise in vielen Milchprodukten vor und wird daher auch als »weißer Milchschimmel« bezeichnet. Man findet sie auf vielen Pflanzen (Tomaten), Früchten und im Sauerkraut. Geotrichum-Pilze werden bei der Herstellung von einigen Milchprodukten gezielt eingesetzt. Daher sind sie beispielsweise in und auf Camembert, Harzer Käse und anderen Käsesorten zu finden. Teilweise sorgen sie dort für das typische Aroma.

Candida-Hefen findet man in geringer Menge auch im gesunden Darm. Treten sie in großer Zahl auf, dann ist das häufig ein Zeichen, dass das gesunde Mikrobiom aus der Balance geraten ist. Antibiotikatherapien begünstigen die Ausbreitung von Hefepilzen, da sie viele schützende Bakterien abtöten. Wurden Pilze nachgewiesen, dann sollte man mit dem Arzt sprechen, ob ein paar Tage ein Anti-Pilz-Mittel eingenommen werden sollte. Wichtig ist es aber, gleichzeitig auch die Darmflora zu stärken, beispielsweise mit einer ballaststoffreichen Ernährung und probiotischen Bakterien, um die erneute Ausbreitung der Pilze nach Therapieende zu verhindern.

Ich habe Sodbrennen. Was ist das?

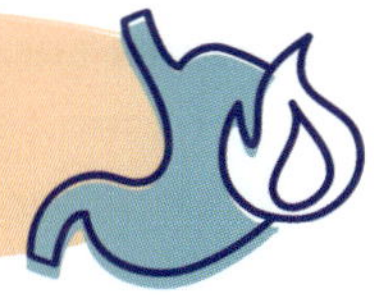

Unter Sodbrennen oder »Reflux« versteht man den Rückfluss von Säure aus dem Magen in die Speiseröhre. Der Grund dafür ist ein Muskel, der eigentlich die Verbindung zwischen Magen und der Speiseröhre abdichten soll, der aber bei Sodbrennen nicht richtig schließt. Während der Magen durch einen speziellen Schleim vor der Säure geschützt ist, ist die Speiseröhre dem Säureangriff ausgeliefert, wodurch die Schleimhaut geschädigt wird und sich entzünden kann. Die Symptome des »Sodbrennens« sind Schmerzen hinter dem Brustbein, die sich manchmal wie Herzbeschwerden anfühlen. Auch saures Aufstoßen, Rückfluss von Mageninhalt in den Mund, Oberbauchbeschwerden oder Völlegefühl nach dem Essen, eine belegte Stimme, Heiserkeit und Halsschmerzen können von der zurückfließenden Magensäure ausgelöst werden. Auch ein chronischer Husten kann gelegentlich durch den Säurerückfluss verursacht werden, wird aber oft nicht direkt mit einer Refluxkrankheit in Verbindung gebracht.

Was kann man gegen Sodbrennen tun?

Verschiedene Faktoren begünstigen die Erschlaffung des Schließmuskels zwischen Magen und Speiseröhre. Bekannte Risikofaktoren sind Übergewicht, Schwangerschaft und Rauchen. Aber auch die Ernährungsgewohnheiten können Sodbrennen fördern oder reduzieren. Gebratene, fettreiche Mahlzeiten, Koffein, Alkohol und auch Schokolade reduzieren die Muskelspannung des Schließmuskels, und er wird durchlässiger.

Eiweißreiche Mahlzeiten erhöhen hingegen den Muskeltonus und sorgen dafür, dass weniger Magensaft in die Speiseröhre zurückfließt.

Bei Übergewicht ist eine der wichtigsten Maßnahmen, etwas abzunehmen; oft ist das Problem damit schon behoben. Raucher können die Beschwerden bessern, wenn sie auf die Glimmstängel verzichten. Auch Kaugummikauen nach dem Essen ist sinnvoll, denn dadurch wird mehr Speichel produziert, der die Magensäure in der Speiseröhre neutralisieren kann.

Hilfreich kann es zudem sein, mit erhöhtem Oberkörper zu schlafen oder sich auf die linke Seite zu legen, um den Säurerückfluss zu verringern. Der Arzt kann Medikamente verordnen, die die Produktion der Magensäure verringern (Protonenpumpenhemmer) oder die Magensäure binden (Antacida).

Was ist der Unterschied zwischen einer Divertikulose und einer Divertikulitis?

Unter Divertikel versteht man Ausstülpungen der Darmwand. Mit dem Alter treten diese häufiger auf. Unter 50 Jahren ist nur jeder Zehnte betroffen, bei den über 70-Jährigen ist es mindestens jeder Zweite. Der Nachweis von Divertikeln, zum Beispiel im Rahmen einer Darmspiegelung, wird als Divertikulose bezeichnet. Diese ist gutartig und verursacht normalerweise keine Beschwerden. Gelegentlich können sich diese Ausstülpungen aber auch entzünden, und dann spricht man von einer Divertikulitis. Da sich die meisten Divertikel im linksseitigen Abschnitt des Dickdarms befinden, treten dann oft Schmerzen im Bereich des linken Unterbauchs auf.

Wie wird eine Divertikulitis behandelt?

Typische Beschwerden einer Divertikulitis sind linksseitige Bauchschmerzen, Fieber und Verdauungsprobleme wie Verstopfung. Eine unkomplizierte Divertikulitis heilt oft ohne Antibiotika innerhalb einer Woche wieder aus. Häufig wird dann empfohlen, für ein paar Tage auf feste Nahrung zu verzichten und eher Säfte und leicht verdauliche Suppen oder Brei zu sich zu nehmen. Ob Antibiotika notwendig sind, entscheidet der Arzt anhand der Laborergebnisse und nach einer Ultraschalluntersuchung. Wenn es sich um eine leichte Entzündung ohne Abszesse handelt, kann auf Antibiotika manchmal verzichtet werden, ansonsten werden für ein paar Tage Antibiotika empfohlen.

Aktuell gibt es nur ein paar wenige Studien, die untersucht haben, ob die Einnahme von Probiotika die Häufigkeit einer Divertikulitis günstig beeinflussen kann. Die Ergebnisse der Untersuchungen sind leider uneinheitlich. Theoretisch spricht aber nichts dagegen, individuell auszuprobieren, ob Probiotika die Beschwerden lindern können. Am besten besprechen Sie sich dazu mit Ihrem behandelnden Arzt.

Wie sollte ich mich bei einer Divertikulose ernähren?

Warum sich die Divertikel manchmal entzünden und dann zu einer Divertikulitis führen, ist nicht endgültig geklärt. Man weiß aber, dass eine ballaststoffarme Ernährung einen Risikofaktor darstellt. Wenn wir uns zu ballaststoffarm ernähren, wird der Verdauungstrakt träge, der Stuhl bleibt länger im Darm. Tatsächlich entzünden sich die Divertikel bei Menschen, die sich faserreich mit viel Pflanzenkost ernähren, seltener als bei einer fleischreichen Kost. Unter diesem Aspekt ist es sinnvoll, die Ernährung allmählich umzustellen. Wer bisher um Gemüse, Nüsse, Mandeln und Vollkornprodukte einen großen Bogen gemacht hat, sollte seinen Darm nach und nach an mehr Pflanzenfasern gewöhnen, sonst drohen Blähungen. Wichtig ist auch, ausreichend zu trinken. 1,5 bis 2 Liter pro Tag reduzieren das Risiko für Verstopfung und Darmträgheit. Kauen Sie gut, um die Nahrung schon ausreichend zu zerkleinern, bevor sie den Darm erreicht. Auch probiotische Nahrungsergänzungsmittel mit Laktobazillen und Bifidobakterien oder auch Escherichia coli wirken sich günstig auf die Divertikelkrankheit aus. Studien zeigen, dass bei regelmäßiger Einnahme der Abstand zwischen den Entzündungsschüben immer größer wird, das heißt, dass es nach und nach immer seltener zu Entzündungen kommt.

Was sind Hämorrhoiden?

Hämorrhoiden sind erweiterte Blutgefäße im unteren Mastdarm und am After. Im Laufe des Lebens entwickeln rund 70 Prozent aller Erwachsenen Hämorrhoiden, wobei Männer etwas häufiger betroffen sind als Frauen. Die Beschwerden dieser gutartigen Gefäßerweiterung reichen von Brennen und Juckreiz über Schmerzen bis hin zu Blutungen nach dem Stuhlgang.

Wodurch werden Hämorrhoiden verursacht?

Mit den Jahren treten Hämorrhoiden häufiger auf, denn Bindegewebsschwäche und Alter begünstigen die Gefäßerweiterungen. Aber auch der Lebensstil kann die Entwicklung von Hämorrhoiden fördern. Bewegungsmangel und langes Sitzen, Übergewicht und Darmträgheit tragen dazu bei, ebenso starkes Pressen beim Stuhlgang. Auch ein hoher Druck im Bauchraum mit einer starken Belastung des Beckenbodens, zum Beispiel während der Schwangerschaft, können die Bildung der Gefäßerweiterungen begünstigen.

Was kann man gegen Hämorrhoiden tun?

Hämorrhoiden sind zwar prinzipiell gutartig, aber dennoch sollten sie rechtzeitig behandelt werden. Wenn Hämorrhoiden sehr weit fortgeschritten sind, nehmen die Beschwerden zu, und es kann im schlimmsten Fall sogar zu Stuhlinkontinenz führen. Je nach Ausprägung lassen sich Beschwerden wie Juckreiz oder wunde Haut mit rezeptfreien Mitteln aus der Apotheke behandeln. Die Ursache wird auf diese Weise aber nicht beseitigt. In der Arztpraxis können Hämorrhoiden verödet werden. Im fortgeschrittenen Stadium ist manchmal auch eine Operation notwendig.

Was versteht man unter einem »Reizdarmsyndrom«?

Durchfall, Verstopfung, Blähungen, Bauchkrämpfe und Bauchschmerzen – ein Reizdarm kann ganz unterschiedliche Symptome verursachen. Etwa 10 Prozent aller Menschen leiden unter diesen Darmbeschwerden, wobei die Symptome unterschiedlich stark ausgeprägt sein können. Ein Reizdarmsyndrom ist zwar belastend und beeinträchtigend, aber nicht gefährlich.

Die Diagnose »Reizdarm« ist oft eine Herausforderung, da die Symptome individuell unterschiedlich sind und es keine speziellen Tests gibt, die das Reizdarmsyndrom eindeutig nachweisen können. Wenn Patienten unter Darmbeschwerden leiden, der Arzt aber trotz intensiver Suche keine schwerwiegende Ursache für die Beschwerden findet, dann wird meistens die Diagnose Reizdarm gestellt. Vor der Diagnose eines Reizdarmsyndroms müssen aber unbedingt andere Erkrankungen wie Darmentzündungen, Nahrungsmittelallergien oder Nahrungsmittelintoleranzen (z. B. Milchzuckerunverträglichkeit = Laktoseintoleranz), eine Infektion mit dem Magenkeim Helicobacter pylori und andere Ursachen ausgeschlossen werden; der Befund »Reizdarmsyndrom« ist somit eine klassische »Ausschlussdiagnose«. Grundsätzlich ist es sinnvoll, bei unklaren Magen-Darm-Beschwerden eine Magen- und Darmspiegelung durchzuführen.

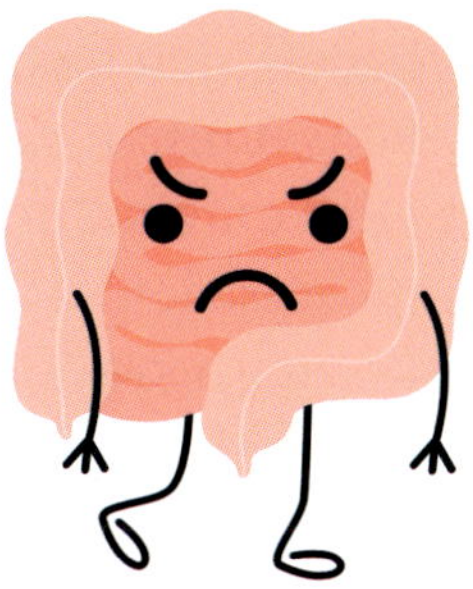

Welche Symptome sind typisch für das Reizdarmsyndrom?

Es gibt keine Symptome, die nur und ausschließlich beim Reizdarmsyndrom auftreten, aber es gibt einige Anzeichen, die auf das Reizdarmsyndrom hindeuten können:

- Bauchschmerzen und Krämpfe: Viele Menschen mit Reizdarmsyndrom leiden unter Bauchschmerzen oder Krämpfen, die nach dem Stuhlgang oft nachlassen. Ein Kriterium für ein Reizdarmsyndrom sind wiederkehrende Bauchschmerzen an mindestens einem Tag pro Woche über die letzten drei Monate.
- Veränderungen des Stuhlgangs: Typisch sind auch wechselnde Stuhlgewohnheiten, also mal Durchfall und mal Verstopfung. Manche haben häufiger das eine oder andere. Der Wechsel zwischen Durchfall und Verstopfung kann aber auch ernstere Ursachen haben, wenn er länger anhält, deshalb am besten auch den Arzt oder die Ärztin zu Rate ziehen.
- Blähungen und Völlegefühl: Blähungen und Völlegefühl treten sehr häufig auf und sind meistens unangenehm und belastend.
- Schleim im Stuhl: Manche Betroffene bemerken Schleim im Stuhl, was ebenfalls ein Anzeichen für ein Reizdarmsyndrom sein kann. Es ist jedoch wichtig, dass dies ohne Blutungen auftritt, da Blut im Stuhl auf ernsthaftere Erkrankungen hinweisen kann.
- Gefühl der unvollständigen Entleerung: Viele Menschen mit Reizdarmbeschwerden berichten davon, dass sie nach dem Stuhlgang das Gefühl haben, sich nicht vollständig entleert zu haben.
- Sehr typisch: Keine nächtlichen Symptome! Wer unter Darminfektionen oder entzündlichen Darmerkrankungen wie Morbus Crohn oder Colitis ulcerosa leidet, hat oft auch nachts Beschwerden. Charakteristisch für das Reizdarmsyndrom ist, dass die Beschwerden in der Regel nicht während des Schlafs auftreten.

Spielt das Mikrobiom beim Reizdarmsyndrom eine Rolle?

Studien haben gezeigt, dass bei einem Reizdarmsyndrom das Mikrobiom oft nicht in Balance ist. Bestimmte Bakterien, die entzündungshemmende Stoffe produzieren, wie zum Beispiel Bifidobakterien oder Faecalibacterium prausnitzii fehlen, dafür breiten sich Bakterien, die Entzündungen begünstigen, aus. Diese Entzündungen können dann zu Reizungen des Darms führen, und das Nervensystem des Verdauungstraktes reagiert übersensibel schon auf geringe Reize. Durch eine Regeneration der Darmflora bessern sich häufig auch die Beschwerden.

Was hilft bei Reizdarmsyndrom?

Bestimmte probiotische Bakterien können den gereizten Darm beruhigen. In den medizinischen Leitlinien werden unter anderem Probiotika wie die Milchsäurebakterien (Laktobazillen) Lactobacillus casei, Lactobacillus plantarum, Lactobacillus rhamnosus sowie die Bifidobakterien Bifidobacterium infantis und Bifidobacterium animalis subsp. lactis oder auch Escherichia coli empfohlen. Sind einige dieser Bakterien in ausreichender Anzahl in einem Präparat enthalten, kann man einen Versuch starten und beobachten, ob sich die Beschwerden nach einigen Wochen bessern.

Stehen die Blähungen im Vordergrund, kann Kümmelöl oder Fenchel-Anis-Kümmel-Tee nützlich sein. Etwas stärker gegen zu viel Luft im Bauch wirken Präparate mit den Wirkstoffen Dimeticon und Simeticon.

Manchmal hilft auch eine sogenannte FODMAP-Ernährung. Dabei verzichtet man auf bestimmte Kohlenhydrate in der Nahrung. Listen mit FODMAP-Lebensmitteln, die geeignet oder auch weniger geeignet sind, findet man im Internet.

Stress wirkt sich oft verschlechternd auf die Reizdarm-Beschwerden aus. Alles, was entspannt, ist deshalb willkommen. Hilfreich können Entspannungsverfahren, Yoga oder auch Achtsamkeitsübungen sein.

Wie oft sollte man Stuhlgang haben?

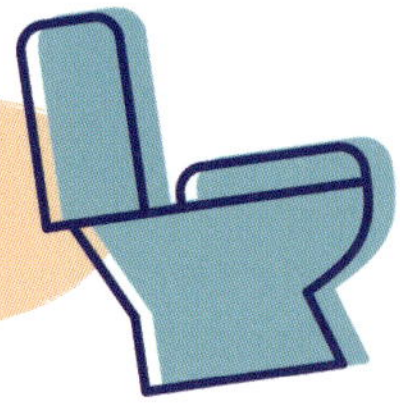

Das ist eine Frage, die relativ oft gestellt wird. Die Häufigkeit des Toilettengangs ist von Mensch zu Mensch unterschiedlich. Welche Anzahl von Stuhlgängen am gesündesten ist, hat eine aktuelle Studie untersucht. Dazu werteten die Wissenschaftler vom Institut für Systembiologie in Seattle, USA, die Daten von 1400 Amerikanern aus. Diese umfassten die Ergebnisse von Blut- und Stuhlproben, Angaben zum Gewicht und Fragebögen zur psychischen Gesundheit der Teilnehmer sowie zu Ernährungs- und Bewegungsgewohnheiten. Die Teilnehmer wurden nach ihrer Stuhlganghäufigkeit in vier Gruppen unterteilt:

Gruppe 1: ein bis zwei Stuhlgänge pro Woche
Gruppe 2: drei bis vier Stuhlgänge pro Woche
Gruppe 3: ein bis drei Stuhlgänge pro Tag
Gruppe 4: vier und mehr Stuhlgänge pro Tag bzw. Durchfall

Glich man nun die Stuhlgangfrequenz mit den Blutwerten und den Angaben zur Gesundheit ab, dann waren die Probanden aus Gruppe 3 mit einem bis drei Toilettengängen pro Tag am gesündesten.

Studienteilnehmer, die unter Verstopfung litten, hatten überdurchschnittlich oft Nierenprobleme. Bei Probanden, die oft unter Durchfall litten, wurden häufiger Probleme mit der Leber nachgewiesen.

Die Stuhlfrequenz lässt offensichtlich Rückschlüsse auf die Gesundheit zu und wird oft auch durch die vorhandenen Bakterien im Darm beeinflusst. Weicht die Stuhlfrequenz deutlich von der empfohlenen ab, kann eine ballaststoffreichere Ernährung, mehr Bewegung und auch die Einnahme von Probiotika möglicherweise hilfreich sein. Bleiben die Beschwerden länger bestehen, sollten Sie darüber auch mit Ihrem Arzt sprechen.

Ist das Mikrobiom in einem besseren Zustand, wenn ich regelmäßig Stuhlgang habe?

Über das Mikrobiom beeinflusst der Darm unsere Gesundheit. Studien haben gezeigt, dass das Mikrobiom bei Menschen, die unter Stuhlverstopfung leiden, anders zusammengesetzt ist als bei Personen, die regelmäßig Stuhlgang haben. Untersucht wurde das in einer großen Studie, bei der amerikanische Forscher vom Institut für Systembiologie in Seattle, USA, die Stuhlganghäufigkeit mit der Zusammensetzung der Darmflora in Verbindung brachten.

Die Teilnehmer, die unter chronischer Verstopfung litten, hatten mehr Bakterien, die vor allem Eiweiß verwerten. Diese eiweißabbauenden Bakterien verursachen oft auch Entzündungen und können deshalb zur Entstehung chronischer Krankheiten beitragen.

Probanden, die hingegen ein- bis zweimal täglich auf die Toilette mussten, wiesen in ihrem Mikrobiom überwiegend ballaststoffabbauende Bakterien auf. Diese Mikroorganismen sind für unsere Gesundheit sehr viel zuträglicher. Wenn Sie mehr Ballaststoffe auf den Speiseplan setzen und (tierisches) Eiweiß, also Fleisch, Wurst, Eier und Milch reduzieren, können sich die nützlichen Bakterien besser vermehren, und meistens reguliert sich dann nach einiger Zeit auch das Problem mit dem Stuhlgang.

Ich leide unter Stuhlverstopfung (Obstipation). Was kann ich tun, um regelmäßig Stuhlgang zu haben?

Damit der Darm in Gang kommt, benötigt er ausreichend Ballaststoffe. Fehlen die in der Nahrung, dann wird der Darm träge. Gut für die Verdauung ist Leinsamen, am besten geschrotet. Wenn die Leinsamenschalen zerkleinert und damit aufgebrochen werden, gelangen die Schleimstoffe der Körner und das Leinöl nach außen und machen den Stuhl »gleitfähiger«. Wichtig aber ist, dass zu den Ballaststoffen auch viel getrunken wird. Zu wenig Flüssigkeit ist manchmal der Hauptgrund für Obstipation. Wenn der Stuhl zu hart ist, sollten Sie mindestens zwei Liter am Tag trinken. Zwei, drei Tassen Kaffee sind ebenfalls eine sinnvolle Unterstützung der Verdauung, denn das Koffein regt die Darmtätigkeit an. Auch Bewegung sorgt dafür, dass der Darm in Schwung kommt. Um von den üblichen Abführmitteln wegzukommen, kann für eine Zeit lang auch Lactulose verwendet werden. Dieses Mittel wirkt abführend, aber auch präbiotisch, d.h., es kann sogar die Entwicklung nützlicher Bakterien fördern. Hilfreich sind probiotische Bakterien, vor allem Bifidobakterien, die bei Menschen mit einem trägen Darm oft fehlen. Bifidobakterien können in Form von Nahrungsergänzungsmitteln eingenommen werden. Was auch oft hilft: Essen Sie regelmäßig drei bis vier Backpflaumen, die über Nacht in etwas Wasser eingeweicht wurden, und Joghurt. Bestehen neben Verstopfung noch andere Darmprobleme wie Blähungen oder Bauchschmerzen, kann auch ein Reizdarmsyndrom oder eine andere Darmerkrankung dahinterstecken. Fragen Sie sicherheitshalber Ihren Arzt, ob weitere Untersuchungen ratsam sind.

Warum sollte man keine Abführmittel verwenden, wenn der Darm träge ist?

Viele Abführmittel verschaffen zwar vorübergehend Entlastung, wenn der Darm träge ist, auf Dauer wird das Problem mit dem Stuhlgang allerdings dadurch nicht besser, sondern eher schlechter. Die regelmäßige Einnahme von Abführmitteln kann zu einer Gewöhnung führen. Der Darm wird dadurch noch träger und funktioniert dann ohne Abführmittel nicht mehr. Die häufige Verwendung von Abführmitteln kann noch weitreichendere Auswirkungen haben, denn das regelmäßige Abführen mit Abführmitteln schädigt das Mikrobiom, wodurch langfristig das Risiko für verschiedene Erkrankungen zunimmt. Eine Studie aus dem Jahr 2023, die Daten aus der britischen Biobank von mehr als einer halben Million Personen auswertete, wies nach, dass der regelmäßige Gebrauch von Abführmitteln wie Glaubersalz und Co. das Risiko für Demenz verdreifacht(!).

Können die Wechseljahre Verdauungsprobleme verursachen?

Die Wechseljahre wirbeln den Hormonhaushalt der Frau ziemlich durcheinander, das hat Auswirkungen auf den gesamten Körper und natürlich auch auf den Darm. Die weiblichen Sexualhormone Östrogen und Progesteron sinken um das 50. Lebensjahr herum deutlich, aber bereits mit etwa 40 zeigen sich erste hormonelle Veränderungen. Da die Zellen im Magen-Darm-Trakt über Hormonrezeptoren verfügen, reagiert der Darm direkt auf hormonelle Schwankungen während des Zyklus oder auch in den Wechseljahren. Progesteron beeinflusst die Darmtätigkeit; fehlt dieses Hormon, dann wird der Darm »faul«, und es kann zu Verstopfung kommen. Östrogene fördern eine gesunde Darmflora und sind wichtig für die Durchblutung des Magen-Darm-Trakts. Auch Blähungen und Reizdarmbeschwerden kommen in den Wechseljahren häufiger vor.

Wie problematisch ist der Magenkeim Helicobacter?

Helicobacter pylori ist ein weit verbreiteter Keim, der als einer der wenigen auch in der aggressiven Salzsäure des Magens überleben kann. Mit negativen Folgen, denn eine chronische Infektion mit Helicobacter pylori erhöht das Risiko für Magenschleimhautentzündung und Magen-Darm-Geschwüre. Anzeichen für eine Infektion mit dem Magenkeim können Schmerzen im Oberbauch, Völlegefühl, Aufstoßen, Appetitlosigkeit, Mundgeruch oder Übelkeit sein. Bei einer lang bestehenden Infektion kann auch das Risiko für Magenkrebs steigen. Kürzlich wurde sogar festgestellt, dass das Bakterium möglicherweise das Risiko für Demenz erhöhen kann, denn Alzheimerpatienten tragen vergleichsweise häufiger den Keim in sich als gesunde Gleichaltrige.

Wie kann ich überprüfen lassen, ob ich den Magenkeim Helicobacter habe?

Es gibt vier Möglichkeiten, zu überprüfen, ob man den Magenkeim Helicobacter pylori beherbergt: einen Atemtest, die Bestimmung von Antikörpern im Blut, die Untersuchung einer Stuhlprobe oder die Entnahme einer Gewebeprobe aus dem Magen im Rahmen einer Magenspiegelung. Da sich der Keim mit dem Atemtest und auch mit der Stuhlprobe ähnlich zuverlässig nachweisen lässt wie durch eine Gewebeprobe, fällt die Entscheidung wahrscheinlich leicht. Der Bluttest ist weniger aussagekräftig, da er auch bei behandelten und bereits ausgeheilten Infektionen noch positiv ausfallen kann.

Wie werde ich den Helicobacter-Magenkeim wieder los?

Um den Keim loszuwerden, ist eine längere Antibiotikatherapie notwendig, die nicht nur den Helicobacter tötet, sondern auch dem nützlichen Darmmikrobiom schaden kann. Dennoch sollte man in jedem Fall zunächst den Magenkeim beseitigen und anschließend mithilfe der Ernährung und probiotischen und präbiotischen Nahrungsergänzungsmitteln der Darmflora wieder auf die Sprünge helfen. Es ist sogar sinnvoll, Probiotika parallel zur Antibiotika-Behandlung zu nehmen. Zum einen reduziert das die Nebenwirkungen der Antibiotikatherapie, zum anderen gibt es Studien, die zeigen, dass sich durch die Kombination der Antibiotika mit der Einnahme von Probiotika der Magenkeim noch besser und zuverlässiger beseitigen lässt.

Ich trinke keinen Alkohol. Trotzdem wurde bei mir eine Fettleber festgestellt. Was können die Ursachen sein?

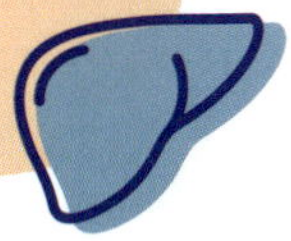

Selbst bei völliger Alkoholabstinenz können Übergewicht, Bewegungsmangel und eine ungesunde, fett- und kohlenhydratreiche Ernährung, vor allem aber die Aufnahme großer Mengen Fruchtzucker (Fruktose) die Entstehung einer Fettleber begünstigen. Inzwischen konnte man in zahlreichen Studien zusätzlich noch eine Verbindung zwischen Darmbakterien und der Entwicklung dieser »nicht alkoholbedingten Leberverfettung« nachweisen. Vor allem eine große Zahl an sogenannten Fäulnisbakterien scheint problematisch zu sein. Diese verwerten vor allem (tierisches) Eiweiß und vermehren sich durch eine eiweißreiche und ballaststoffarme Ernährung. Bei der Eiweißverwertung bilden die Bakterien Ammoniak und andere schädliche Stoffwechselprodukte. Die Leber ist bekanntermaßen zuständig für den Abbau giftiger Stoffe, zu denen auch das von Fäulnisbakterien produzierte Ammoniak zählt. Befinden sich zu viele Fäulnisbakterien im Darm, dann ist die Leber auf Dauer mit der Entgiftung überfordert und nimmt selbst Schaden. Deshalb können auch Menschen, die nie einen Tropfen Alkohol anrühren, durch die »falschen« Bakterien, zu viel Fruktose und Eiweiß Leberschäden bekommen.

Kann der Darm auch selbst Alkohol herstellen?

Ja, das ist möglich und das ist eine sehr seltene Ursache für die Entstehung einer Fettleber. Je nach Zusammensetzung der Darmflora kann diese unseren Darm in eine Art »Braukessel« verwandeln und Kohlenhydrate aus der Nahrung zu Alkohol vergären. Dieses Phänomen bezeichnet man als »Auto-Brewery Syndrome«, was übersetzt »Eigenbrauer-Syndrom« bedeutet. Häufig ist eine starke Vermehrung von Hefepilzen im Darm wie Candida-Arten oder Saccharomyces cerevisiae schuld. Saccharomyces cerevisiae sind Bierhefen, die im Darm das Gleiche machen wie im Bier, nämlich Kohlenhydrate in Alkohol zu verwandeln. Nicht selten ist eine Antibiotikatherapie vorausgegangen, die die Ausbreitung der Hefepilze gefördert hat. Die Betroffenen weisen auch ohne Alkoholgenuss ständig einen erhöhten Blutalkoholspiegel auf und können »betrunken« wirken. Der Alkohol schädigt auf Dauer die Leber, die ihn immer wieder abbauen muss. Ein Nachweis der Hefepilze im Stuhl oder der Stoffwechselprodukte der Hefepilze im Urin kann helfen, die Diagnose zu sichern. Typisch ist das Auftreten der Symptome nach einer kohlenhydrathaltigen Mahlzeit. Je mehr Kohlenhydrate gegessen werden, desto höher steigt der Alkoholpegel im Blut.

Lässt sich der Hefepilz Saccharomyces cerevisiae (Saccharomyces boulardii) in großer Zahl in der Mikrobiomanalyse nachweisen und bestehen entsprechende Symptome, dann lässt sich diese Erkrankung gut mit einem Antimykotikum, also einem Anti-Pilz-Medikament behandeln. Bitte hierzu Rücksprache mit dem Arzt nehmen. Parallel dazu sollten Kohlenhydrate für einige Zeit gemieden bzw. deutlich reduziert werden. Aber: Dieses Syndrom ist selten und meistens findet man andere Ursachen für die Entstehung einer Fettleber.

Wie kann ich mithilfe der Ernährung etwas gegen eine Fettleber tun?

Meiden bzw. reduzieren Sie Fruchtzucker (Fruktose). Inzwischen weiß man, dass zu viel Fruktose im Essen eine Leberverfettung begünstigt und die Entgiftungsfunktion der Leber stark beeinträchtigen kann. Das Problem ist meistens nicht das bisschen Obst, das täglich gegessen wird, sondern häufiger ist es ein Zuviel an Zucker, denn der ganz normale Haushaltszucker besteht zur Hälfte aus Fruktose. Auch gesüßte Getränke, also Softdrinks, und auch die scheinbar gesunden Fruchtsäfte liefern große Mengen Fruchtzucker. Reduzieren Sie die Aufnahme von Fruchtzucker auf weniger als 20 Gramm pro Tag. Bedenken Sie, dass zum Beispiel ein Glas Orangensaft bereits 6 Gramm Fruchtzucker enthält, die gleiche Menge Apfelsaft 12 Gramm Fruktose liefert und ein Glas Traubensaft mit 20 Gramm schon mehr als die maximale Tageszufuhr liefert.

Der Leber tut es hingegen gut, wenn Sie jeden Tag Kaffee ohne Milch und Zucker trinken. Studien haben gezeigt, dass selbst bei schweren Erkrankungen wie Hepatitis (Leberentzündung), alkoholbedingten Leberschäden oder auch einer nicht alkoholbedingten Fettleber der regelmäßige Konsum von Kaffee die Funktion des Stoffwechselorgans verbessert. Effekte setzen ein, wenn täglich mindestens zwei oder mehr Tassen davon getrunken werden.

Und auch scharfes Essen scheint der Leber gut zu bekommen. Capsaicin, der Stoff, der für die Schärfe von Chilis verantwortlich ist, kann unser Stoffwechselorgan vor Schäden schützen. Und ganz wichtig ist sehr ballaststoffreiches Essen mit viel Gemüse, Vollkornprodukten, Nüssen und Mandeln.

Unterstützt werden kann die Leberfunktion auch durch zwei Nahrungsergänzungsmittel mit Pflanzenextrakten. Mariendistel-Extrakte tun der Leber gut und können die Leberfunktion bei Erkrankungen unterschiedlicher Ursache verbessern, auch bei Fettlebererkrankungen. Artischocken unterstützen das Entgiftungsorgan ebenfalls. In Studien wurden die Extrakte einige Wochen oder mehrere Monate eingenommen.

Gibt es Nahrungsergänzungsmittel, mit denen ich die Leber unterstützen kann?

Zwei Pflanzenstoffe wirken sich nachweislich günstig auf die Leberfunktion aus: Mariendistel (Silybum marianum) und Artischocke. Mariendistel-Extrakte tun der Leber gut und können die Leberfunktion bei Erkrankungen unterschiedlicher Ursachen verbessern, unter anderem bei Fettlebererkrankungen und Hepatitis. Auch Artischockenextrakte schützen die Leberzellen vor Schäden, und die Entgiftungsfunktion nimmt zu. In einer Studie erhielten 100 Probanden mit einer Fettlebererkrankung zwei Monate lang entweder 600 mg Artischockenblattextrakt täglich oder ein unwirksames Placebo. In der Artischockengruppe verbesserten sich die Leberwerte, die Leber war in der Ultraschalluntersuchung kleiner, und die Durchblutung der Leber stieg an.

Ebenso können bestimmte probiotische Bakterien die Leber bei ihrer Arbeit unterstützen. Spanische Wissenschaftler stellten in einer Tierstudie fest, dass probiotische Bakterienstämme wie Lactobacillus paracasei, Bifidobacterium breve und Lactobacillus rhamnosus die Fetteinlagerungen in der Leber deutlich reduzierten. In einer chinesischen Studie konnte die Lebergesundheit von Patienten durch Lactobacillus plantarum, Lactobacillus delbrueckii, Lactobacillus acidophilus, Lactobacillus rhamnosus and Bifidobacterium bifidum messbar verbessert werden. Prinzipiell scheint sich eine ausgewogene und hoch dosierte Mischung von Milchsäurebakterien günstig auf die Funktion der Leber auszuwirken.

Achtung: Bei einer Entzündung der Bauchspeicheldrüse (Pankreatitis), die gelegentlich mit Lebererkrankungen zusammen auftritt, sollten keine Probiotika eingenommen werden!

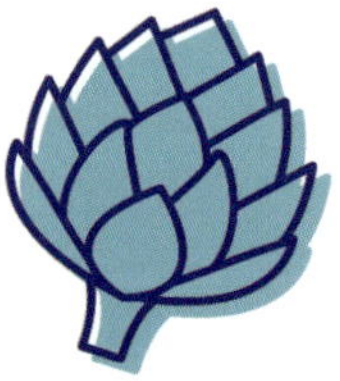

Was ist ein Leaky-Gut-Syndrom?

»Leaky gut« ist ein englischer Begriff und bedeutet so viel wie »löchriger Darm«. Natürlich sind im Darm dann keine »Löcher« zu sehen, aber die Darmwand, die sogenannte Darmbarriere, wird durchlässiger. Die Darmbarriere ist eigentlich ein Schutzwall, der verhindert, dass potenziell schädliche Stoffe in den Körper gelangen. Es handelt sich sozusagen um ein darmeigenes Sicherheitssystem, das beim Leaky-Gut-Syndrom nicht mehr richtig gut funktioniert. Gelangen durch die geschädigte Darmbarriere Bakterien oder größere Nahrungspartikel ins Körperinnere, kann es zu chronischen Entzündungen kommen.

Wie stelle ich fest, ob ich ein Leaky-Gut-Syndrom habe?

Ob ein Leaky-Gut–Syndrom besteht, lässt sich mithilfe einer Stuhlprobe feststellen. Dabei wird der sogenannte »Zonulinwert« bestimmt. Ist dieser deutlich erhöht, dann besteht der Verdacht, dass ein Leaky-Gut-Syndrom besteht. Zonulin ist ein Botenstoff, der von den Darmzellen produziert wird und der die Durchlässigkeit des Darms in Richtung Körperinneres reguliert. Etwas Zonulin ist deshalb notwendig, um bestimmte Stoffe aus dem Darm in die Blutbahn zu befördern. Doch manchmal geben die Darmzellen zu viel Zonulin ab und öffnen dadurch die Tore zum Körperinneren weiter. Gründe dafür können Darminfekte sein. Auch eine Störung der Darmflora und das Fehlen wichtiger »Darmbarriere-Bakterien« kann dann die Entstehung eines »löchrigen Darms«, eines Leaky-Gut-Syndroms, fördern.

Was kann ich machen, wenn ein Leaky-Gut-Syndrom festgestellt wurde?

Ist der Zonulinwert deutlich erhöht, dann spricht das für ein Leaky-Gut-Syndrom. Oft ist dann auch das Mikrobiom aus der Balance geraten. Probiotika können die Darmflora unterstützen und die Reparatur der Darmbarriere fördern. Auch die Aminosäure L-Glutamin unterstützt die Darmbarriere und kann zur Besserung eines Leaky-Gut-Syndroms beitragen. Daneben konnten mehrere Studien zeigen, dass das Spurenelement Zink sich regulierend auf die Durchlässigkeit des Darms auswirkt. Wichtig sind aber auch ausreichend Ballaststoffe. Die Ernährung sollte deshalb mehr Nüsse, Mandeln, Beeren, Gemüse und andere ballaststoffreiche Lebensmittel enthalten. Etwas vorsichtig sollte man aber mit glutenhaltigen Getreidesorten sein und diese für zwei bis drei Monate meiden oder zumindest reduzieren. Eine dauerhafte glutenfreie Ernährung ist aus Sicht des Mikrobioms aber nicht sinnvoll. (Eine Tabelle mit glutenarmen und glutenreichen Getreidesorten finden Sie auf Seite 120.)

Was versteht man unter chronisch entzündlichen Darmerkrankungen?

Die wichtigsten und häufigsten Erkrankungen, die zu den chronisch entzündlichen Darmerkrankungen gezählt werden, sind die »Colitis ulcerosa« und der »Morbus Crohn«. Bei diesen Erkrankungen ist der Verdauungstrakt dauerhaft entzündet und verursacht entsprechende Beschwerden wie Bauchschmerzen, Durchfall oder Verstopfung und Müdigkeit. Beide Erkrankungen verlaufen in Schüben.

Die Ursachen sind nicht alle bekannt. Man weiß, dass chronisch-entzündliche Darmerkrankungen gehäuft in Industrieländern vorkommen, also unser moderner Lebensstil möglicherweise eine Rolle spielt. Unstrittig ist aber inzwischen, dass bei beiden Erkrankungen auch die Darmflora einen entscheidenden Einfluss auf das Krankheitsgeschehen hat. Unter anderem fehlen Bakterien, die die wichtige und entzündungshemmende Buttersäure (Butyrat) bilden. Butyrat kann, in Absprache mit den behandelnden Ärzten, eventuell als ergänzende Therapie zu den schulmedizinischen Behandlungsmöglichkeiten eingesetzt werden.

Was ist eine Colitis ulcerosa?

Bei Colitis ulcerosa handelt es sich um eine chronische Entzündung des Dickdarms. Die Betroffenen leiden unter starken Bauchbeschwerden und blutigen Stühlen. Die Erkrankung verläuft in Schüben, d. h., Phasen mit erhöhter Krankheitsaktivität wechseln sich mit Zeiten scheinbarer Ruhe ab. Mit täglich bis zu zehn und mehr Toilettengängen ist im akuten Schub ein normales Alltagsleben kaum möglich. Die genauen Ursachen der Colitis ulcerosa sind nicht bekannt. Wahrscheinlich müssen mehrere Faktoren zusammenkommen, damit die Krankheit ausbricht. Dazu zählen Umwelteinflüsse, bestimmte Erbanlagen und die Ernährung.

Was ist Morbus Crohn?

Morbus Crohn kann theoretisch den gesamten Verdauungstrakt vom Mund bis zum Enddarm befallen. Am häufigsten betroffen sind aber der Dickdarm und der letzte Abschnitt des Dünndarms. Seltener betrifft die Erkrankung andere Darmabschnitte oder den Mund und die Speiseröhre.

Oft beginnt die Erkrankung im jungen Erwachsenenalter mit unspezifischen Symptomen wie Durchfälle, Übelkeit, Appetitlosigkeit, Gewichtsverlust,

Müdigkeit und Schmerzen im rechten Unterbauch. Risikofaktoren für Morbus Crohn sind eine genetische Veranlagung, Rauchen und Antibiotikaeinnahme. Möglicherweise können auch orale Verhütungsmittel (Pille) oder die sehr häufige Einnahme des Schmerzmittels Ibuprofen die Erkrankung begünstigen.

Gibt es eine Lebens- und Ernährungsweise, die das Risiko, an Darmkrebs zu erkranken, verringert?

Darmkrebs ist derzeit die dritthäufigste Krebserkrankung in Deutschland, in der EU liegt er insgesamt sogar an zweiter Stelle. Gerade bei Darmkrebs gibt es aber gute Möglichkeiten, das Risiko zu senken. Vermeiden Sie Übergewicht und Bewegungsmangel, rauchen Sie nicht und reduzieren Sie Alkohol, rotes Fleisch sowie Wurstwaren auf ein Minimum. Achten Sie auf eine abwechslungsreiche, ballaststoffhaltige und pflanzenbetonte Ernährung. Essen Sie regelmäßig Vollkorngetreide, Hülsenfrüchte, Nüsse, Mandeln und Gemüse. Nehmen Sie Möglichkeiten der Früherkennung wahr. Bei einer Darmspiegelung können noch ungefährliche Krebsvorstufen entfernt werden, sodass ein Tumor gar nicht erst entsteht. Personen, die regelmäßig an diesen Vorsorgemaßnahmen teilnehmen, erkranken nachweislich seltener an Darmkrebs.

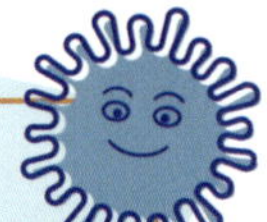

Darmkrebs vorbeugen, so geht's!

- *Ab 50 Jahren:* Früherkennung (wird von der Krankenkasse gezahlt)
- *Zwischen 50–54 Jahren:* Test auf verstecktes Blut im Stuhl einmal pro Jahr
- *Frauen ab 55, Männer ab 50 Jahren:* Darmspiegelung, alle 10 Jahre
- *Ab 55:* Stuhluntersuchung einmal alle zwei Jahre, wenn keine Darmspiegelung gemacht wurde

Quelle: https://www.bundesgesundheitsministerium.de/ministerium/meldungen/2019/darmspiegelung.html))

Wer sollte eine Darmspiegelung machen lassen?

Eine Darmspiegelung (Koloskopie) ist eine wichtige Vorsorgemaßnahme, mit der mögliche Darmkrebsvorstufen (Polypen) erkannt und entfernt werden können, bevor sie gefährlich werden. Polypen sind zunächst noch gutartige Wucherungen, sie gelten aber teilweise als Krebsvorstufen. Angeraten werden Darmspiegelungen Männern ab 50 und Frauen ab 55 Jahren. Männer sollten früher zum ersten Mal zur Darmspiegelung gehen, da sie ein höheres Risiko als Frauen haben, an Darmkrebs zu erkranken. Wenn nichts Auffälliges entdeckt wurde, muss die Untersuchung erst nach 10 Jahren wiederholt werden.

Was muss ich vor einer Darmspiegelung beachten?

Damit der Arzt den Darm untersuchen kann und überall freien Blick auf die Darmschleimhaut hat, ist zuvor eine gründliche Entleerung des Darms notwendig. Bereits eine Woche vor dem Termin dürfen Sie keine Körnerprodukte mehr essen, also kein Müsli, kein Körnerbrot oder Brötchen mit Leinsamen, Sesam oder Ähnlichem. Auch auf Kümmel müssen Sie unbedingt verzichten. Ebenso sind Obst- und Gemüsesorten mit Schale wie Äpfel, Tomaten und Paprika sowie Obst mit Kernen nicht mehr erlaubt – es sei denn, das Obst wird gründlich geschält und alle Kerne entfernt. Spätestens drei Tage vor der Untersuchung ist auch Salat tabu. Einen Tag vor der Darmspiegelung muss auf jede Form der festen Nahrung verzichtet werden. Sie nehmen dann eine verordnete Lösung zum Abführen ein und reinigen damit den Darm gründlich. Nach der Untersuchung können Sie wieder alles essen, sollten in den folgenden Wochen aber ganz bewusst zu ballaststoffhaltigem Essen greifen und evtl. auch probiotische Bakterien einnehmen, um das in Mitleidenschaft gezogene Mikrobiom wieder zu stärken.

Ist eine Darmspiegelung gefährlich?

Eine Darmspiegelung ist eine relativ sichere Untersuchung, aber wie bei allen Eingriffen kann es auch bei einer Koloskopie Probleme geben. Das Risiko für Komplikationen ist im fortgeschrittenen Alter über 75 Jahren höher als bei jungen Menschen. Komplikationen können sein, dass die Narkose nicht vertragen wird, Herz-Kreislauf-Probleme auftreten oder dass es zu Blutungen nach der Entfernung von Polypen kommt. In sehr seltenen Fällen kann auch die Darmwand beschädigt werden. Das Risiko ist höher bei Menschen mit starkem Übergewicht, bei Rauchern und bei Erkrankungen der Leber.

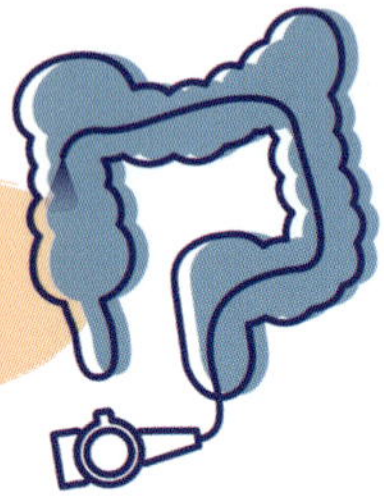

Gibt es Alternativen zur Darmspiegelung?

Die wirkungsvollste Methode, um eine Darmkrebserkrankung zu verhindern, ist und bleibt die Darmspiegelung. Wer diese nicht machen möchte, kann auch ab 50 Jahren regelmäßig einen speziellen immunologischen Test auf Blut im Stuhl (iFOBT) durchführen. Den Test bekommt man vom Arzt. Ausgewertet wird er in einem spezialisierten Labor. Eine weitere Alternative ist die sogenannte »Kapselendoskopie«. Dazu muss der Patient eine Kapsel mit einer Kamera schlucken. Diese filmt dann bei der Reise durch den Verdauungstrakt den Darm und wird anschließend wieder ausgeschieden. Das dauert ungefähr sechs bis acht Stunden. Die Aufnahmen können vom Arzt am Bildschirm ausgewertet werden. Erstattet werden die Kosten für die Kapselendoskopie von gesetzlichen Krankenkassen aber nur in Einzelfällen.

Was muss ich machen, um das Mikrobiom nach einer Darmspiegelung wieder zu stärken?

Zur Vorbereitung auf die Darmspiegelung muss der Darm gereinigt werden. Die dazu verwendeten Abführmittel spülen nicht nur Kot und Essenreste aus dem Darm aus, sondern auch Milliarden nützlicher Bakterien. Nur einen Teil davon kann man mithilfe probiotischer Nahrungsergänzungsmittel wieder zuführen, deshalb sollte man nach der Darmspiegelung – wenn nichts dagegenspricht – sehr ballaststoffreich essen und vor allem auf präbiotische Ballaststoffe achten, die die Bakterien zu ihrer eigenen Entwicklung nutzen können. Diese Ballaststoffe können mit der Nahrung, aber auch über spezielle ballaststoffhaltige Nahrungsergänzungsmittel zugeführt werden. Neben Haferflocken, Zwiebeln und Lauchgemüse oder Hülsenfrüchten liefern auch Flohsamen, Leinsamen, Mandeln und Nüsse wichtige Pflanzenfasern fürs Mikrobiom. Zusätzlich kann man auch ein Präbiotika-Pulver verwenden. Das kann unterschiedliche natürliche Ballaststoffe enthalten. Gut fürs Mikrobiom sind unter anderem resistente Stärke: Inulin, Pektin, Glucomannan, Akazienfasern oder Haferkleie.

Sinnvoll ist auch die mindestens vier-, besser achtwöchige Einnahme eines hoch dosierten Probiotika-Präparats. Um die Vielfalt des Mikrobioms wiederherzustellen, sollte es sich um ein Produkt handeln, das viele unterschiedliche Bakterienstämme, im Idealfall 20 bis 30 verschiedene enthält. Studien zeigen, dass sich durch die Einnahme von Probiotika nach einer Darmspiegelung das Mikrobiom besser erholt, vielfältiger wird und auch die Darmbeschwerden nicht so lange anhalten wie bei den Studienteilnehmern, die ein Placebo, also ein Scheinmedikament ohne Bakterien, erhielten.

KAPITEL 5:

FIT & GESUND ODER KRANK – DAS MIKROBIOM SPIELT EINE ROLLE

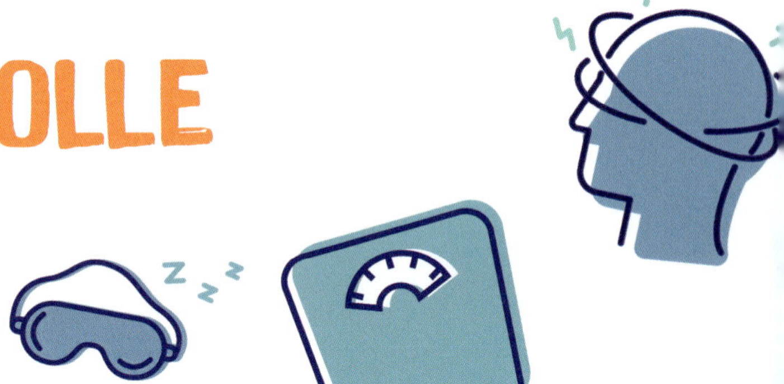

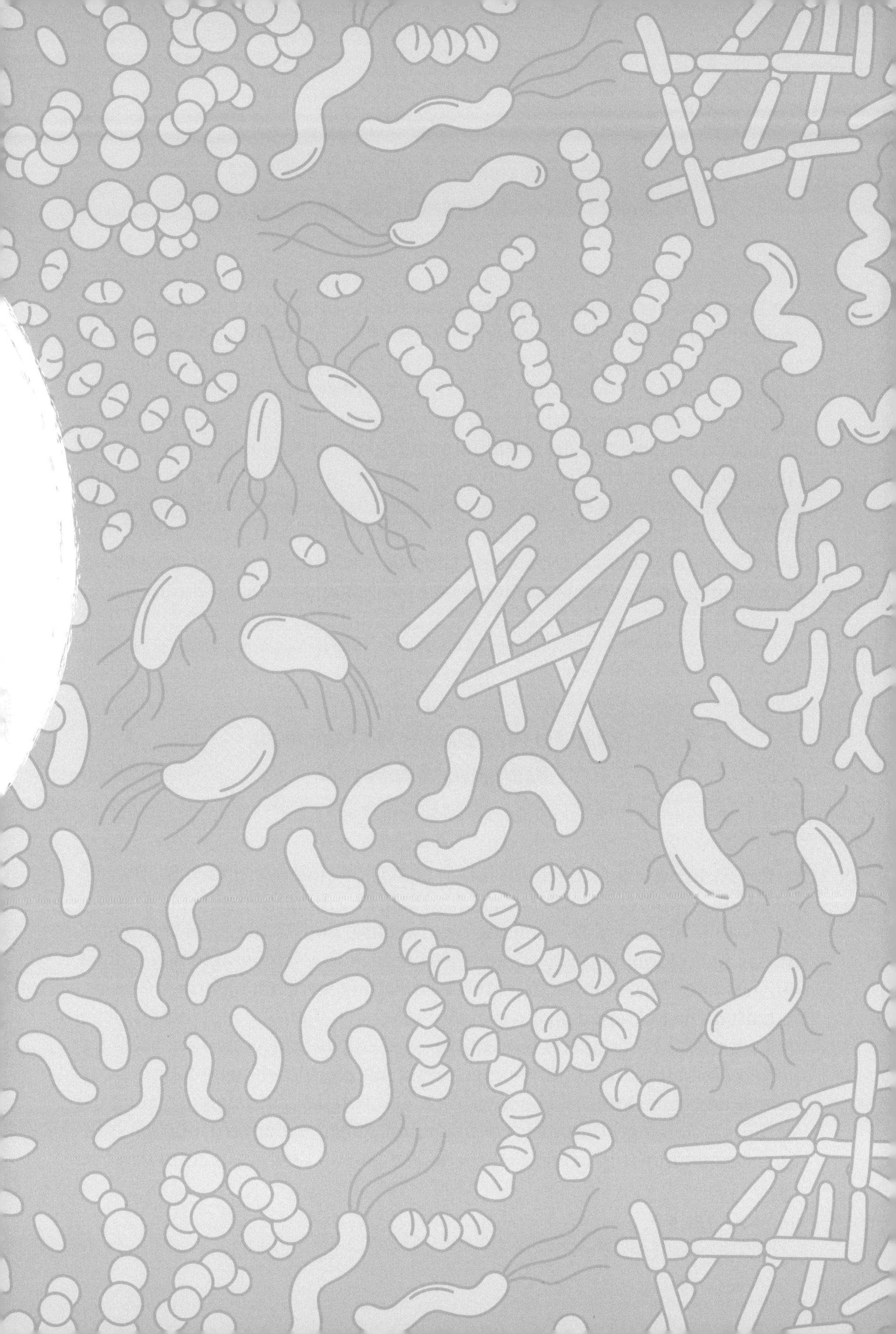

Warum kann sich die Darmflora auf ganz unterschiedliche Krankheiten auswirken?

Die Bakterien der Darmflora sitzen tatsächlich vor allem im Dickdarm. Dort produzieren sie ganz eifrig verschiedene Stoffe wie Vitamine, Nervenbotenstoffe oder Eiweißbausteine. Und diese bleiben nicht im Darm, sondern gelangen durch die Darmwand in die Blutgefäße. Über die Blutgefäße wird jedes Organ unseres Körpers mit Nährstoffen versorgt. Auf diese Weise erreichen die Substanzen, die von der Darmflora im Dickdarm produziert werden, auch viele andere Körperregionen und können hier Gutes tun – uns vor Krankheiten schützen oder Entzündungen lindern. Ist die Zusammensetzung des Mikrobioms jedoch durch Antibiotika, schlechte Ernährungsgewohnheiten oder Bewegungsmangel verändert, kann es auch sein, dass das Mikrobiom Krankheiten auslösen oder bestehende Erkrankungen verschlechtern kann.

Kann ein verändertes Mikrobiom zu Übergewicht führen?

Ja, das ist inzwischen sogar gut untersucht: Für einen gesunden Stoffwechsel ist ein gesundes Mikrobiom unerlässlich. Es gilt mittlerweile als wichtige Schaltstelle für Energiegewinnung, Stoffwechsel und Bildung von Fettdepots. Ist das Mikrobiom gestört, können sich daraus Gewichtsprobleme ergeben. Ein gesundes Mikrobiom erleichtert es uns hingegen, ein niedriges Gewicht zu halten. Die Bakterien im Darm beeinflussen nämlich den Blutzuckerspiegel und regen die Bildung von Sättigungs- und Appetithormonen an. Viele Experten sind sich inzwischen einig, dass auch die individuelle Kalorienaufnahme aus dem Darm zu einem großen Teil von der Zusammensetzung der Darmflora abhängt. Darmbakterien können selbst aus unverdaulichen Nahrungsbestandteilen noch beträchtliche Mengen an Energie in Form von einfachen Kohlenhydraten und kurzkettigen Fettsäuren gewinnen. Bei Tieren ließ sich eindeutig nachweisen, dass bestimmte Bakterien im Darm Übergewicht begünstigen können. Das gilt vor allem für Bakterien aus der Gruppe der Firmicutes, die man deshalb als »Moppelbakterien« bezeichnen könnte. Inzwischen steht fest, dass das auch auf uns Menschen zutrifft. Steigt die Zahl der Firmicutes in unserem Darm nur um 20 Prozent, dann werden täglich bis zu 10 Prozent mehr Kalorien, also etwa 200 bis 250 Kilokalorien, über die Darmschleimhaut aufgenommen. Das hört sich zunächst nicht nach viel an, kann sich aber im Lauf eines Jahres auf rund sechs bis acht zusätzliche Kilos summieren!

Doch es gibt noch weitere Merkmale, in denen sich ein »dickes« von einem »schlanken« Mikrobiom unterscheidet. Menschen mit Gewichtsproblemen weisen meistens eine zu geringe Vielfalt (Diversität) der Darmflora auf, das heißt, die Zusammensetzung der Bakteriengemeinschaft ist eher eintönig und ihnen fehlen zahlreiche gewichtsregulierende Bakterien oder diese sind in viel zu geringer Anzahl vorhanden.

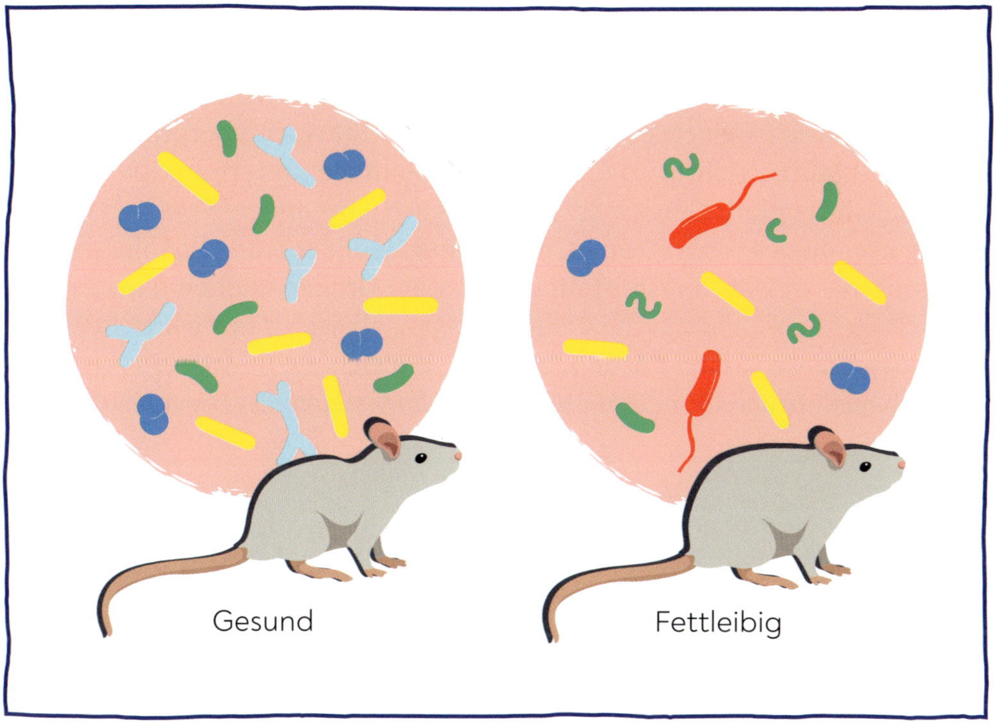

Wie kann ich herausfinden, ob mein Mikrobiom für meine Gewichtsprobleme verantwortlich ist?

Mithilfe einer Mikrobiomanalyse kann die Firmicutes-Bacteroidetes-Ratio bestimmt werden, also das Verhältnis zwischen den »Moppelbakterien« Firmicutes und der Gruppe der schlank machenden Bacteroidetes-Bakterien. Ein hoher Wert an Firmicutes gilt als Marker für Übergewicht, das durch die Darmflora (mit-)verursacht wird. Beim Thema Gewicht ist auch die Diversität (Artenvielfalt) des Mikrobioms ein ganz wichtiger Parameter. Ist die Vielfalt an Bakterienarten zu gering, ist das ebenfalls ein Risikofaktor für Gewichtsprobleme, ebenso wie ein Mangel an Bifidobakterien und bestimmten Milchsäurebakterien (Laktobazillen). Das Darmbakterium Akkermansia muciniphila scheint sich günstig auf unser Gewicht auszuwirken. In Studien waren Körpergewicht und Körperfettanteile der Teilnehmer mit ausreichend Akkermansia muciniphila nämlich deutlich niedriger als bei Personen, denen der schleimhautschützende Keim fehlte. Leider gibt es das Bakterium noch nicht zum Einnehmen, aber Omega-3-Fettsäuren, Cranberrys oder Ballaststoffe wie Inulin und resistente Stärke fördern die Zunahme von Akkermansia.

Sind die Werte jedoch normal, dann sollten Sie auch überprüfen lassen, ob die Schilddrüse richtig arbeitet. Eine Schilddrüsenunterfunktion begünstigt nämlich ebenfalls Gewichtsprobleme. Auch ganz andere Faktoren wie ein nicht ganz dunkles Schlafzimmer, bestimmte Medikamente, Chemikalien wie Weichmacher in Nahrungsmitteln und weitere Gründe können dazu führen, dass wir mehr Gewicht auf die Waage bringen, als wir es uns wünschen. Was man gegen diese weniger bekannten »Übergewichtsverursacher« tun kann, habe ich ausführlich in meinem Buch *Der Abnehmkompass* beschrieben.

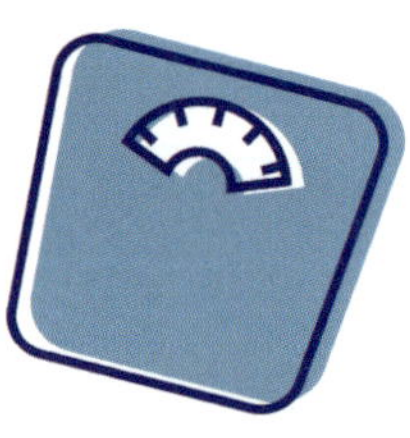

Wie kann ich mein Mikrobiom auf »schlank« programmieren?

Hilfreich dafür ist eine ausgewogene Ernährung mit vielen Ballaststoffen (mindestens 30 Gramm am Tag), Gemüse, Vollkornprodukten, Nüssen und Mandeln und hin und wieder Fisch und magerem Fleisch. Zucker und verarbeitete Fleischwaren sollten nur selten gegessen werden.

In eigenen Studien konnten wir feststellen, dass sich das Verhältnis der »Moppelbakterien« und der »Rank-und-schlank-Bakterien« bereits nach einem Monat durch eine Mischung aus präbiotischen Ballaststoffen und bestimmten probiotischen Bakterien in eine günstige Richtung verändert hat. Bis man diese Veränderungen aber auch auf der Waage sehen konnte, dauerte es noch einmal vier bis sechs Wochen.

Probiotische Bakterien, die man als Nahrungsergänzung einnehmen kann und die in Studien eine Gewichtsreduktion unterstützen konnten, sind u. a. Milchsäurebakterien wie Lactobacillus gasseri, Lactobacillus rhamnosus und Lactobacillus plantarum sowie Bifidobakterium-Arten wie Bifidobacterium animalis oder Bifidobacterium adolescentis.

Bestimmte Milchsäurebakterien (Lactobacillusstämme) wie Lactobacillus acidophilus oder Lactobacillus reuteri scheinen jedoch mit einer Gewichtszunahme in Verbindung zu stehen. Wenn Sie probiotische Nahrungsergänzungsmittel einnehmen, um abzunehmen, sollten Sie darauf achten, dass die zuletzt genannten nicht enthalten sind. Prinzipiell sind diese beiden Bakterienstämme nicht schädlich und haben sogar teilweise günstige Effekte auf die Darmgesundheit. Wenn es um das Gewicht geht, sind sie aber eher kontraproduktiv.

Andere Bakterien mit schwer auszusprechenden Namen wie Akkermansia muciniphila oder Anaerotruncus colihominis unterstützen ebenfalls die Gewichtsreduktion, sind aber nicht als Nahrungsergänzungsmittel erhältlich. Diese Bakterien müssen über eine darmfreundliche Ernährung mit vielen präbiotischen Ballaststoffen indirekt gefördert werden.

Können Antibiotika zu Übergewicht führen?

Antibiotika verändern das Mikrobiom und töten auch gesundheitsförderliche Bakterien ab. Dadurch kann es passieren, dass sich das Mikrobiom so verändert, dass es mehr Kalorien aus dem Essen zieht und wir nach und nach Gewicht zunehmen. Studien zeigten: Kinder, die im Säuglings- und Kleinkindalter mehrmals Antibiotika erhielten, waren bei der Einschulung deutlich häufiger übergewichtig. Und auch bei Erwachsenen zeigen Antibiotikagaben diesen Effekt. Je länger ein Antibiotikum eingenommen wurde und je stärker ein Antibiotikum gegen Bakterien vorgeht – auch gegen nützliche –, desto größer sind die Auswirkungen auf Gewicht und Blutzuckerspiegel. Inzwischen konnte in mehr als hundert Studien gezeigt werden, dass Antibiotika in der Lage sind, das Gewicht nach oben zu schrauben. Dennoch sollten Sie Antibiotika einnehmen, wenn Ihr Arzt Ihnen dazu rät. Allerdings ist es wichtig, sich während und nach der Behandlung gut um das Mikrobiom zu kümmern und es mithilfe der Ernährung und eventuell auch mit Einnahme von Nahrungsergänzungsmitteln wieder aufzubauen.

Wie beeinflusst das Mikrobiom meinen Blutzuckerspiegel?

Bei Zuckerkrankheit (Typ-2-Diabetes) ist der Zuckerwert im Blut erhöht, und die Regulation des Blutzuckerspiegels und die Zuckerverwertung sind gestört. Ernährungsgewohnheiten, Übergewicht und Bewegungsmangel begünstigen die Entstehung. Auch das Mikrobiom kann an der Entwicklung von Typ-2-Diabetes beteiligt sein, denn die Darmbakterien sind eng verbunden mit der Verwertung und der Resorption unserer Nahrung und nehmen einen starken Einfluss auf den Zuckerstoffwechsel. Je nachdem, wie die Darmflora aufgestellt ist, schleust sie mehr oder weniger Zuckermoleküle aus der Nahrung in unser Blut.

Fast alle bisherigen Studien konnten zeigen, dass sich das Mikrobiom von Diabetespatienten ganz deutlich von dem gesunder Menschen unterscheidet. Bakterien, die Entzündungen fördern, sind bei Diabetespatienten meistens in großer Zahl vorhanden, das Mikrobiom Zuckerkranker bildet unter anderem weniger kurzkettige Fettsäuren wie Butyrat, und ihm fehlt der Artenreichtum eines gesunden Mikrobioms. Auch ein Mangel an Bifidobakterien und Milchsäurebakterien (Laktobazillen) lässt sich oft nachweisen.

Kann ich mithilfe probiotischer Bakterien meinen Blutzuckerspiegel verbessern?

Studien konnten positive Effekte auf den Blutzuckerspiegel durch die Einnahme probiotischer Bakterien nachweisen. Das funktionierte sowohl im Tierversuch als auch beim Menschen. Erhielten übergewichtige, zuckerkranke Mäuse probiotische Bakterien, dann hatte das Einfluss auf deren Zuckerstoffwechsel. Bifidobakterien, vor allem Bifidobacterium animalis, aber auch bestimmte Milchsäurebakterien, z. B. Lactococcus lactis, ließen den Zuckerspiegel sinken, verbesserten das Ansprechen auf das blutzuckersenkende Hormon Insulin und reduzierten Entzündungen. Auch die gezielte Gabe fehlender kurzkettiger Fettsäuren hatte positive Effekte auf die diabetische Stoffwechsellage.

Beim Menschen konnten bereits nach vier Wochen Einnahme probiotischer Bakterien günstigere Werte für den Nüchternblutzucker und den Langzeitwert (HbA1c) gemessen werden. Die Insulinempfindlichkeit der Zellen, der Insulinspiegel und die Entzündungswerte reagierten ebenfalls positiv auf die probiotische Therapie. Die Anwendungsdauer lag zwischen vier Wochen und mehr als zwei Jahren (als Daueranwendung). Erste leichte Veränderungen zeigten sich manchmal bereits nach vier bis sechs Wochen, eine längere Einnahme kann die Werte aber noch weiter verbessern. Wichtig ist aber auch eine darmfreundliche Ernährung mit einem hohen Anteil präbiotischer Ballaststoffe. Bei Diabetes kann es auch sinnvoll sein, präbiotische Ballaststoffe zusätzlich als Nahrungsergänzungsmittel zuzuführen.

Beeinflusst das Mikrobiom die Spiegel weiblicher Hormone (Östrogene)?

Ja, das Mikrobiom ist in der Lage, verschiedene Hormone zu beeinflussen. Studien haben gezeigt, dass das Mikrobiom eine Rolle bei der Umwandlung und dem Stoffwechsel von Östrogenen spielen kann. Bestimmte Bakterienstämme im Darm sind in der Lage, Östrogene zu verändern, indem sie sie entweder in eine aktivere oder inaktivere Form umwandeln. Dies kann Auswirkungen auf den Östrogenstoffwechsel im Körper haben.

Ein gesundes Mikrobiom kann dazu beitragen, den Östrogenspiegel im Gleichgewicht zu halten. Ein gestörtes Mikrobiom kann jedoch zu Veränderungen im Östrogenstoffwechsel führen. Einige Studien haben gezeigt, dass eine Dysbiose des Mikrobioms, bei der das Gleichgewicht der Mikroorganismen gestört ist, mit einem erhöhten Risiko für Östrogendominanz verbunden sein kann. Bei einer Östrogendominanz ist das Verhältnis von Östrogen zu anderen Hormonen im Körper gestört, und das kann zu unterschiedlichen gesundheitlichen Problemen führen.

Lassen sich Wechseljahresbeschwerden durch probiotische Bakterien beeinflussen?

Für die Gesundheit der Frau spielt das Mikrobiom tatsächlich eine zentrale Rolle und durch die Einnahme probiotischer Bakterien können Wechseljahresbeschwerden beeinflusst werden. Präbiotische Ballaststoffe und probiotische Bakterien können die Kalziumaufnahme im Darm erhöhen und sich somit günstig auf Knochenschwund (Osteoporose) auswirken. Durch die entzündungshemmenden und immunstimulierenden Effekte von Probiotika kann sich eine Zahnfleischentzündung (Parodontitis) bessern, und auch Gewichtsprobleme oder erhöhte Blutzuckerwerte lassen sich günstig beeinflussen. Auch die Zusammensetzung des vaginalen Mikrobioms kann durch die Einnahme von probiotischen Bakterien beeinflusst werden. Meistens ist eine gute Mischung vieler unterschiedlicher Bakterien hilfreich. Wichtig ist, dass die Präparate ausreichend hoch dosiert sind, also mindestens fünf, besser zehn oder mehr Milliarden Bakterien (KbE) pro Tagesdosis enthalten und dass sie ausreichend lange, also mindestens zwei, besser vier bis sechs Monate eingenommen werden.

Kann mir das Mikrobiom auch bei hohem Blutdruck helfen?

Offensichtlich können ganz unterschiedliche Darmbakterien einen günstigen Einfluss auf Bluthochdruck haben. Vor allem Milchsäurebakterien und Bifidobakterien scheinen in der Lage zu sein, den Blutdruck zu senken. In Studien ließen sich diese Effekte u. a. mithilfe der Milchsäurebakterien Lactobacillus helveticus, Lactobacillus casei, Lactobacillus bulgaricus, Lactobacillus rhamnosus, Lactobacillus plantarum und Lactococcus lactis sowie dem Keim Streptococcus thermophilus und dem Hefepilz Saccharomyces cerevisiae erzielen. Wenn Sie Ihren Blutdruck mithilfe von Probiotika senken möchten, sollten Sie am besten ein Produkt wählen, das mehrere dieser Mikroorganismen enthält; es müssen aber nicht alle enthalten sein, drei oder vier passende Stämme reichen meistens schon aus. Probiotika können zu einer Blutdrucksenkung zwischen 6,0 mmHg (diastolischer Blutdruckwert) und 17 mmHg (systolischer Blutdruckwert) verhelfen, auch wenn es einige Wochen dauert, bis sich eine Verbesserung bemerkbar macht. Wichtig: Setzen Sie Ihre verordneten Blutdruckmedikamente nicht ab. Sie können die Probiotika zusätzlich zu den Medikamenten nehmen. Sollten sich nach einigen Wochen Ihre Werte verbessert haben, können Sie mit Ihrem Arzt über eine eventuelle Reduktion der Medikamente sprechen.

Nutzen Sie auch weitere Möglichkeiten, den Blutdruck zu senken: Reduzieren Sie Kochsalz in der Nahrung, trinken Sie kochsalzarmes Mineralwasser, sorgen Sie für ausreichend Bewegung und Entspannung und, wenn Sie übergewichtig sind, versuchen Sie, ein paar Pfunde abzunehmen. Auch die Mineralstoffe Kalium und Magnesium haben günstige Effekte auf den Blutdruck und können, nach Rücksprache mit dem Arzt, auch längerfristig eingenommen werden. Nicht zuletzt kann schon sanftes Ausdauertraining (etwa dreimal die Woche eine halbe Stunde), bei dem Sie eine Herzfrequenz von etwa 180 Schlägen pro Minute, vermindert um Ihr Lebensalter, erreichen, schon nach wenigen Wochen eine deutlich positive Wirkung auf Ihren Bluthochdruck haben.

Gibt es Zusammenhänge zwischen Akne und Darmmikrobiom?

Ja, die gibt es. Bei einer Befragung von 13000 Aknepatienten kam heraus, dass Personen, die unter Hautunreinheiten, Pickeln und Pusteln leiden, sehr viel häufiger auch Probleme mit dem Darm haben und oft über Verstopfung, Blähungen, Mundgeruch oder Sodbrennen klagen. Bei mehr als jedem zweiten Aknepatienten ließ sich mithilfe einer Mikrobiomanalyse eine Störung der Darmflora nachweisen. Vor allem Milchsäure- und Bifidobakterien fehlten ihnen. Studien zeigen, dass die längerfristige Einnahme nützlicher Darmbakterien (Probiotika) auch die Haut bei Akne verbessert. Es erwiesen sich unter anderem Lactobacillus casei, Lactobacillus plantarum, Lactobacillus gasseri, Lactobacillus lactis sowie verschiedene Bifidobakterienstämme als hilfreich in der Behandlung der Akne.

Probiotika können auch mit anderen Aknemedikamenten kombiniert werden. Wenn Antibiotika gegen Akne eingenommen werden, dann können Probiotika Nebenwirkungen wie Magen-Darm-Beschwerden lindern. Die Probiotika sollten aber mit mindestens zwei Stunden Abstand zu den Antibiotika eingenommen werden. Hilfreich ist es bei Akne, wenn zusätzlich mal für eine Zeit lang alle Milchprodukte gemieden werden. Diese scheinen die Haut zu verschlechtern. Und auch Nahrungsmittel mit schnell verwertbaren Kohlenhydraten, also Kuchen, Weißbrot, Süßigkeiten und andere zuckerhaltige Lebensmittel und Fast Food, sollten erstmal vom Speiseplan gestrichen werden. Wichtig: Auch manche Nahrungsergänzungsmittel können eine Akne verschlechtern. Es sollten deshalb keine B-Vitamine (die oft auch in Proteinshakes oder Multivitamintabletten enthalten sind), kein Biotin, Jod oder Hefetabletten genommen werden. Zink und Selen können sich hingegen günstig auf eine Akne auswirken.

Schadet Stress dem Mikrobiom?

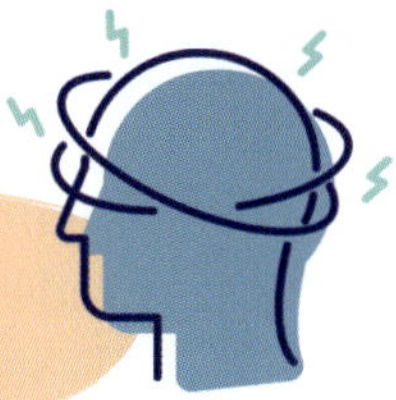

Sowohl Eustress (positiver Stress) – verursacht etwa durch Herausforderungen wie Multitasking – wie auch Doppelbelastung – oft unmerklich und nicht als Stress empfunden – können die guten Darmbakterien dezimieren. Schlimmer jedoch ist der sogenannte Disstress (negativer Stress), oft ausgelöst durch Trauer, Trennung, Angst, Gewalt, Druck, der sich definitiv noch negativer auf unsere Darmflora auswirkt.

Setzt man Versuchstiere in jungen Jahren großem Stress aus, z. B. indem man Rattenbabys direkt nach der Geburt von ihren Müttern trennt, dann hinterlässt das Spuren im Mikrobiom, die sich auch bei den erwachsenen Tieren noch nachweisen lassen. Zudem können die Tiere ihr Leben lang Stress schlecht verarbeiten. Auch Tiere, die ohne Darmflora aufgezogen werden, können ihr ganzes Leben nicht gut mit psychischem Druck umgehen. Sie reagieren auf Stressbelastungen ungewöhnlich stark und haben Defizite in ihrem sozialen Verhalten. Das zeigt, dass das Mikrobiom einen enormen Einfluss auf unser Verhalten und unseren Umgang mit Stress hat.

Auch bei uns Menschen führt Stress zu einer Veränderung der Darmflora. Studenten haben zum Beispiel in der anstrengenden Prüfungsphase weniger gesunde Milchsäurebakterien im Stuhl als in den relaxten Semesterferien. Insgesamt kann man beobachten, dass die Vielfalt des Mikrobioms unter Stress zurückgeht.

Kann das Mikrobiom beeinflussen, wie ich auf Stress reagiere oder ob ich mich schnell gestresst fühle?

Ja, das ist möglich. Nicht nur das Stressgefühl wird durch das Mikrobiom beeinflusst, sondern sogar die Spiegel des Stresshormons Cortisol. Studenten haben zum Beispiel in der anstrengenden Prüfungsphase weniger gesunde Milchsäurebakterien im Stuhl als in den relaxten Semesterferien. Insgesamt kann man beobachten, dass die Vielfalt des Mikrobioms unter Stress zurückgeht. Probiotika können helfen, besser mit Stress umzugehen. Erhielten Versuchspersonen bestimmte Bifidobakterien (z. B. Bifidobacterium longum) oder andere Probiotika, dann konnte man mithilfe einer EEG-Untersuchung erkennen, dass sich das Gehirn in einem ausgeglicheneren und entspannteren Gemütszustand befand. Stress wurde von den Teilnehmern dann auch als weniger schlimm empfunden. Doch probiotische Bakterien können noch mehr. In eigenen Studien konnte ich (Michaela Axt-Gadermann) auch selbst nachweisen, dass die Teilnehmer, die vier Wochen lang probiotische Bakterien eingenommen hatten, sich weniger gestresst und auch insgesamt wohler fühlten als die, die in dieser Zeit ein Placebo, ein unwirksames »Scheinmedikament« erhalten hatten. Und wir konnten in der Studie auch nachweisen, dass die Spiegel des Stresshormons Cortisol deutlich gesunken waren. In der Placebogruppe ließ sich das nicht nachweisen. Diese und weitere Studien zeigen ganz deutlich, dass das Mikrobiom Einfluss auf Stresshormone und Stressempfinden hat und dass sich die Widerstandskraft gegen Stress durch probiotische Bakterien verbessern lässt.

Probiotische Bakterien mit einer stressreduzierenden Wirkung sind unter anderem Bifidobacterium animalis subsp. lactis, Bifidobacterium infantis, Streptococcus thermophiles, Lactobacillus bulgaricus, Lactococcus lactis subsp. lactis, Lactobacillus rhamnosus und andere. Wichtig: Auch hier müssen die Bakterien ausreichend hoch dosiert sein, um Effekte zu erzielen.

Im Dickdarm leben Billionen Bakterien und erfüllen dort unterschiedliche Aufgaben.

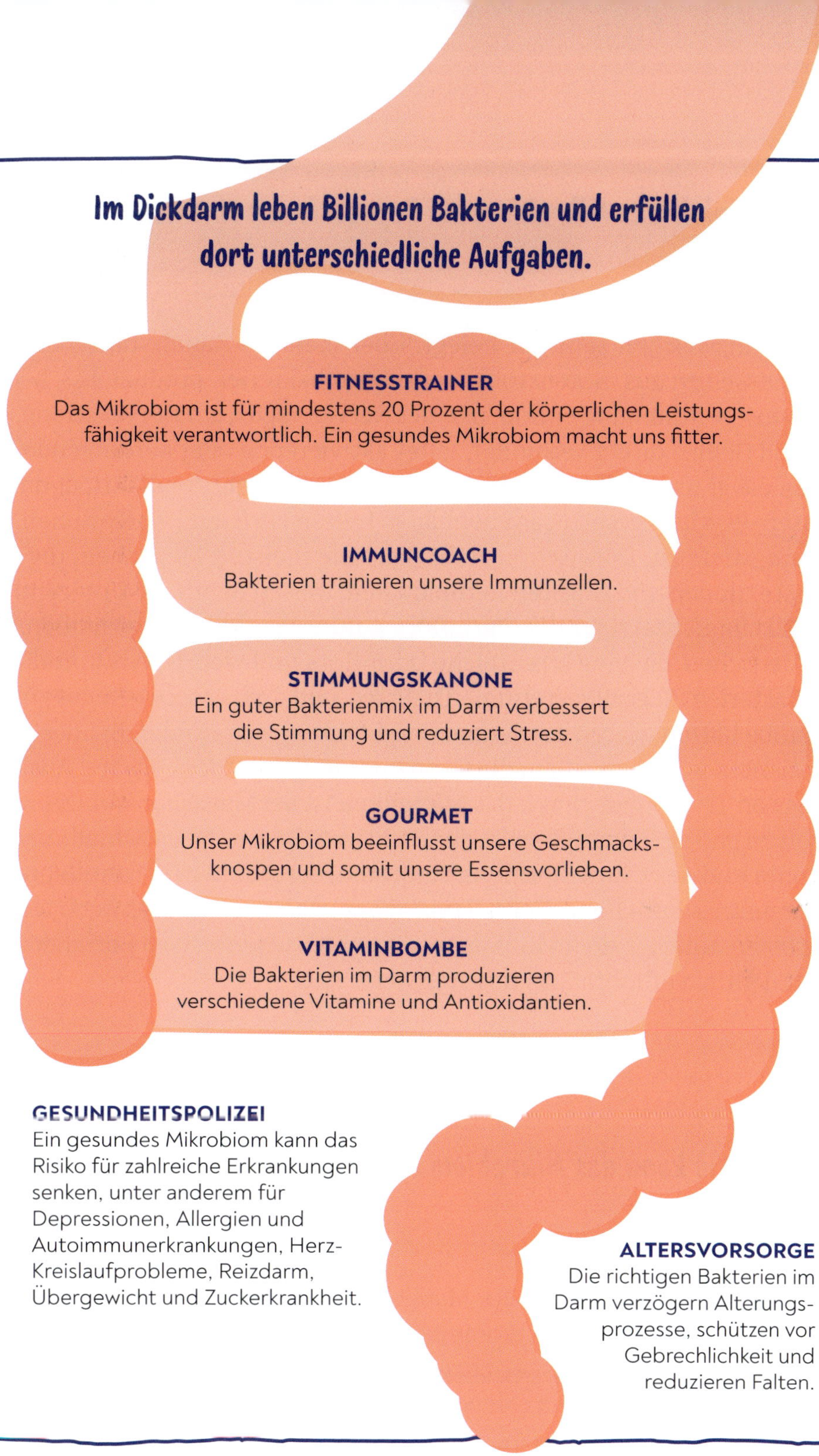

FITNESSTRAINER
Das Mikrobiom ist für mindestens 20 Prozent der körperlichen Leistungsfähigkeit verantwortlich. Ein gesundes Mikrobiom macht uns fitter.

IMMUNCOACH
Bakterien trainieren unsere Immunzellen.

STIMMUNGSKANONE
Ein guter Bakterienmix im Darm verbessert die Stimmung und reduziert Stress.

GOURMET
Unser Mikrobiom beeinflusst unsere Geschmacksknospen und somit unsere Essensvorlieben.

VITAMINBOMBE
Die Bakterien im Darm produzieren verschiedene Vitamine und Antioxidantien.

GESUNDHEITSPOLIZEI
Ein gesundes Mikrobiom kann das Risiko für zahlreiche Erkrankungen senken, unter anderem für Depressionen, Allergien und Autoimmunerkrankungen, Herz-Kreislaufprobleme, Reizdarm, Übergewicht und Zuckerkrankheit.

ALTERSVORSORGE
Die richtigen Bakterien im Darm verzögern Alterungsprozesse, schützen vor Gebrechlichkeit und reduzieren Falten.

Spielt das Mikrobiom bei Depressionen eine Rolle?

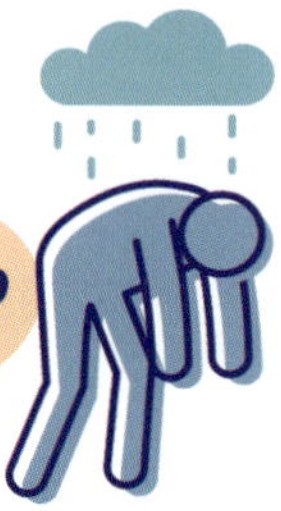

Ja, das ist inzwischen sehr gut belegt. Über mehrere Kanäle tauschen sich Darm und Gehirn aus. Botenstoffe – von Darmbakterien produziert – beeinflussen unsere Stimmung enorm, und der Nervus vagus, ein Nervenstrang, der Darm und Gehirn direkt verbindet, leitet aktivierende oder beruhigende Impulse an die grauen Zellen. Doch wenn es im Darm nicht rundläuft, dann leidet unsere Psyche. Diese Zusammenhänge treffen auch auf Depressionen und Stimmungstiefs zu. Inzwischen steht fest: Die meisten Menschen, die sich mit Depressionen und Ängsten herumquälen, weisen deutliche Unterschiede in der Zusammensetzung der Darmflora auf im Vergleich zu gesunden. Vor allem Menschen, die eine artenreiche Darmflora und viele Butyrat produzierende Bakterien (Faecalibacterium-, Dialister- und Coprococcus-Keime) in der Stuhlprobe hatten, waren zufriedener und fühlten sich wohler. Bei depressiven Patienten waren vor allem die Coprococcus-Keime Mangelware. Auch die Bildung von Tryptophan durch das Mikrobiom ist bei Menschen mit Depressionen oft zu gering. Tryptophan ist der wichtigste Baustein des Schlafhormons Melatonin und des Glückshormons Serotonin. Serotonin wirkt antidepressiv und stimmungsaufhellend. Fehlt Tryptophan, dann mangelt es auch an den Glücksbotenstoffen. Und im Blut depressiver Menschen weisen Forscher auch sehr oft deutlich erhöhte Entzündungswerte nach.

Wie kann das Mikrobiom bei Depressionen helfen?

Bei Depressionen besteht oft ein Mangel an Laktobazillen, Bifidobakterien, aber auch an Bakterien mit komplizierten Namen wie Faecalibacterium, Dialister oder Coprococcus. Gleichzeitig machen sich Entzündungskeime im Darm breit, etwa Escherichia coli oder Citrobacter und andere. Diese Konstellation des Darmmikrobioms erhöht das Risiko für Depressionen ganz deutlich.

Zunächst ist es einmal sehr wichtig, bei Depressionen gesund zu essen. Man hat nämlich festgestellt, dass eine einseitige Ernährung mit Fast Food und Fertiggerichten das Risiko für Depressionen erhöht. Wahrscheinlich auch deshalb, weil sich solche Essgewohnheiten ungünstig aufs Mikrobiom auswirken.

Aber auch probiotische Bakterien können Depressionen bessern. Das haben verschiedene Untersuchungen gezeigt. In einer solchen Studie erhielten depressive Patienten entweder ein Nahrungsergänzungsmittel mit Bakterienstämmen oder ein wirkungsloses Placebo. Nach zwei Monaten konnten die Forscher nachweisen, dass die Probanden aus der Probiotikagruppe deutlich weniger depressiv waren als die der Placebogruppe. Stimmungsaufhellend wirken Studien zufolge unter anderem die Bakterienstämme Bifidobacterium infantis, Bifidobacterium animalis subsp. lactis, Streptococcus thermophilus, Lactobacillus bulgaricus, Lactococcus lactis, Lactobacillus rhamnosus und Lactobacillus helveticus.

Diese und andere Studien deuten darauf hin, dass das Mikrobiom tatsächlich eine Rolle bei der Entstehung von Depressionen spielt. Bei Ängsten, depressiven Verstimmungen und mangelnder Stressresistenz lohnt es sich auf jeden Fall, die Darmflora in die Überlegungen mit einzubeziehen.

Spielt das Mikrobiom eine Rolle bei der Entstehung von Darmkrebs?

Mikroorganismen können mithilfe ihrer Stoffwechselprodukte Einfluss auf Entstehung und Fortschreiten von Krebserkrankungen nehmen. Darmkrebs ist in Deutschland bei Männern und Frauen die zweithäufigste Krebserkrankung. Neben fleischreicher, ballaststoffarmer Ernährung und einem bewegungsarmen Lebensstil scheint nach neuesten Erkenntnissen auch eine gestörte Darmflora einen Risikofaktor darzustellen. In mehreren aktuellen Studien wurde festgestellt, dass die Zusammensetzung des Darmmikrobioms Tumorentstehung, – wachstum und -ausbreitung beeinflussen kann. Wissenschaftler fanden deutliche Abweichungen zwischen dem Mikrobiom von

Darmkrebspatienten und der gesunden Kontrollgruppe. Providencia-Keime, Firmicutes und vor allem sogenannte Fusobakterien, speziell das Fusobacterium nucleatum, begünstigen die Entstehung von Darmkrebs, wenn sie in höherer Zahl vorkommen. Fusobacterium nucleatum hat bis vor einigen Jahren nur den Zahnarzt interessiert, denn der Lebensraum dieses Keims ist eigentlich der Mund. Dort ist er für die Entstehung von Parodontose und Parodontitis, also von Zahnfleischschwund und Entzündungen des Zahnhalteapparates, verantwortlich. In diesem Fall können größere Mengen des Keims verschluckt werden, in den Dickdarm gelangen und sich dort ansiedeln. In einer Studie ließ sich Fusobacterium nucleatum im Tumorgewebe fast 80-mal häufiger nachweisen als in gesunden Darmzellen. Wurde eine zu hohe Zahl von Fusobacterium nucleatum nachgewiesen, dann sollten Sie die Mundpflege verbessern und auch einen Termin beim Zahnarzt vereinbaren. Wichtig für die Darmkrebsprävention ist auf jeden Fall eine Ernährung, die ballaststoffreich ist und einen hohen Anteil an Vollkorngetreide und Gemüse enthält. Tierisches Eiweiß und tierische Fette sollten nur in Maßen auf den Tisch kommen. Verarbeitete Fleischprodukte wie Wurst sollten am besten völlig gemieden werden.

Kann unser Mikrobiom Alterungsvorgänge beeinflussen?

Unser Mikrobiom sorgt nicht nur für Gesundheit und Wohlbefinden, es hat sogar Einfluss auf Alterung und Langlebigkeit. Darmbakterien sind an ganz vielen Vorgängen im Körper beteiligt, vor allem an solchen, von denen bekannt ist, dass sie unsere Gesundheit und unser biologisches Alter beeinflussen: Entzündungen, die Produktion aggressiver Stoffwechselprodukte wie freie Radikale, hohe Blutzuckerspiegel, ein schwächer werdendes Immunsystem oder ein Rückgang der Hormonproduktion. Unser Mikrobiom kann dazu beitragen, das Tempo der Alterung zu drosseln, indem es Schutzstoffe wie Antioxidantien oder kurzkettige Fettsäuren produziert, den Blutzucker niedrig hält, das Immunsystem stärkt und auch Einfluss auf Hormone nimmt.

Menschen, die im hohen Alter von 90, 95 oder 100 noch rüstig und vital sind, besitzen auch in späteren Jahren eine »jüngere« Darmflora als Gleichaltrige. Ihr Mikrobiom ist artenreich und vielfältig. Vitale ältere Menschen haben in ihrem Mikrobiom vor allem viele Bakterien, die Ballaststoffe abbauen können und daraus Stoffe produzieren, die uns länger jung und fit halten. Deshalb scheint eine abwechslungsreiche Ernährung mit einem hohen Ballaststoffanteil nicht nur unserem Mikrobiom gutzutun, sondern uns auch die Chance zu geben, langsamer zu altern und mehr Lebensjahre anzusammeln.

Kann man das Mikrobiom auf jung programmieren?

Ja, bis zu einem gewissen Maß ist das tatsächlich möglich. Unsere Darmflora ist für mindestens 20 Prozent der körperlichen Leistungsfähigkeit verantwortlich. Ein gesundes Mikrobiom verzögert gleichzeitig auch den geistigen Abbau und wirkt sich günstig auf unsere Psyche aus. Bestimmte probiotische Bakterien wie Lactobacillus casei, Lactobacillus plantarum, Lactobacillus rhamnosus, Lactobacillus fermentum, Lactobacillus paracasei oder Lactobacillus crispatus können auch Schutzstoffe wie Antioxidantien produzieren, die Elastizität der Haut verbessern, Entzündungen lindern und vieles mehr.

Ein ganz entscheidendes Kriterium eines gesunden Mikrobioms ist auch hier wieder der Artenreichtum. Geht dieser verloren, nehmen Krankheiten und Gebrechlichkeit zu, und Alterungsvorgänge beschleunigen sich. Um einen Rückgang der bakteriellen Vielfalt zu verhindern, ist es für Menschen im mittleren und höheren Alter besonders wichtig, auf eine gesunde Darmflora zu achten und diese mit allen derzeit zur Verfügung stehenden Möglichkeiten, also Ernährung, Bewegung oder auch Nahrungsergänzungsmitteln, zu fördern. Wichtig sind eine darmfreundliche und abwechslungsreiche Ernährung mit vielen präbiotischen Ballaststoffen und Polyphenolen (Pflanzenstoffe aus intensiv gefärbten Obst- und Gemüsesorten) sowie der Aufbau einer gesunden, vielfältigen Darmflora. Eine Mikrobiomanalyse kann Hinweise geben, welche Bakterienstämme gezielt unterstützt werden sollten.

Gibt es Bakterien, die Falten, Hautalterung oder Hautkrankheiten beeinflussen können?

Ja, dazu wurden schon verschiedene Studien durchgeführt. Das Milchsäurebakterium Lactobacillus plantarum konnte in einer koreanischen Studie seine Anti-Aging-Effekte unter Beweis stellen. Die Studienteilnehmer erhielten zwölf Wochen lang entweder eine Nahrungsergänzung mit dem Milchsäurebakterium Lactobacillus plantarum oder ein Placebo. Das Ergebnis: Allein durch die Einnahme dieses probiotischen Keims verbesserte sich die Feuchtigkeitsversorgung der Haut deutlich, die Hautelastizität stieg um mehr als 20 Prozent an. Und das Überraschendste: Nach zwölf Wochen hatten die Teilnehmer messbar weniger Falten, während sich in der Placebogruppe der Hautzustand nicht veränderte. Diese erstaunliche Wirkung von Lactobacillus plantarum auf die Haut lässt sich unter anderem damit erklären, dass das Bakterium Enzyme hemmt, die Kollagenfasern in der Haut abbauen können. Ausreichend Kollagengewebe ist eine Voraussetzung für glatte und jugendlich frische Haut.

Mithilfe von Lactobacillus paracasei ließen sich die Empfindlichkeit und Reizbarkeit sensibler Haut reduzieren und Kopfschuppen bessern. Andere Bakterienstämme wie Streptococcus thermophilus, Lactobacillus salivarius oder Lactobacillus bulgaricus können das Wachstum von Aknebakterien oder Staphylokokken hemmen, lindern Entzündungen oder stabilisieren die Hautbarriere. Auf diese Weise können sie die Behandlung zahlreicher Hauterkrankungen wie Akne, Neurodermitis oder Schuppenflechte unterstützen.

Prinzipiell wirkt sich ein artenreiches und vielfältiges Mikrobiom günstig auf viele Hauterkrankungen aus.

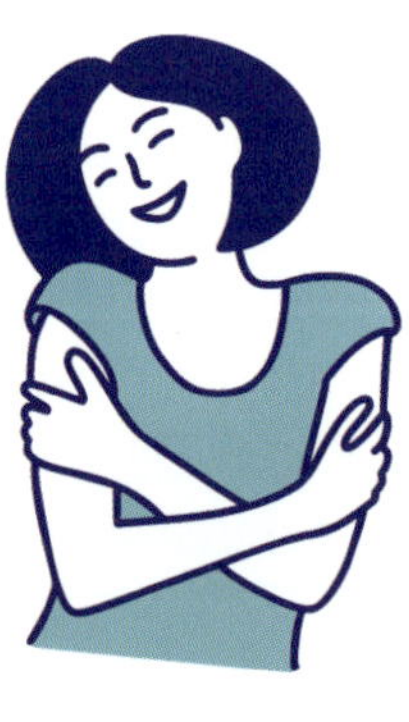

Können Ballaststoffe die geistige Leistungsfähigkeit verbessern?

Untersuchungen zeigen, dass das tatsächlich möglich ist. In einer Zwillingsstudie verbesserte sich bereits nach zwölf Wochen die geistige Leistungsfähigkeit der Senioren, wenn diese ein Nahrungsergänzungsmittel mit den Ballaststoffen Inulin und Oligofruktose eingenommen hatten. Darm und Gehirn beeinflussen sich nämlich gegenseitig. Einfluss auf Gehirn und andere Organe nehmen die Darmbakterien unter anderem dadurch, dass sie Ballaststoffe wie Oligofruktose oder Inulin verarbeiten und die Abbauprodukte (kurzkettige Fettsäuren) ins Blut abgeben.

An der britischen PROMOTE-Studie nahmen 36 ältere Zwillingspaare teil. Im Durchschnitt waren die Teilnehmer 73 Jahre alt. Jeweils ein Zwillingsgeschwister nahm täglich ein Nahrungsergänzungsmittel mit etwa 3,5 g Inulin und 3,5 g Oligofruktose (FOS) ein. Der andere Zwilling bekam nur ein wirkstofffreies Placebo. Vorab und nach drei Monaten wurde die körperliche und geistige Leistungsfähigkeit gemessen. Interessanterweise veränderte sich zwar die körperliche Verfassung nicht, aber es kam zu einer deutlichen Verbesserung der geistigen Leistungsfähigkeit der Gruppenmitglieder, die die Nahrungsergänzungsmittel erhielten. Und auch das Mikrobiom veränderte sich durch die Einnahme der Ballaststoffe. Unter anderem nahm die Zahl der Bifidobakterien deutlich zu.

Wird auch der Schlaf durch das Mikrobiom beeinflusst?

Ja, dazu gibt es einige aktuelle Studien. Vielfalt, also das Vorkommen verschiedener, unterschiedlicher Darmbakterien, ist ein wichtiges Kriterium für ein gesundes Mikrobiom – und einen gesunden Schlaf! Eine US-amerikanische Studie hat kürzlich nachgewiesen, dass der Zustand der Darmflora, vor allem deren Diversität, unseren Schlaf entscheidend beeinflussen kann. Ein reichhaltiges Mikrobiom macht den Schlaf effizienter und erholsamer. Personen, die eine solche erstrebenswerte Darmbesiedelung besitzen, wachen nachts seltener auf und schlafen insgesamt tiefer. Alles, was ein gesundes Mikrobiom unterstützt, kann deshalb theoretisch auch bei Schlafstörungen helfen. Wichtig für mehr Vielfalt im Darm sind präbiotische Ballaststoffe. Im Tierversuch wurde der Schlaf der Mäuse erholsamer, und die Traumphasen, die für einen gesunden Schlaf wichtig sind, nahmen zu, wenn die Nager mehrere Wochen präbiotikareiches Futter erhielten.

Gibt es probiotische Bakterien, die schlaffördernd wirken?

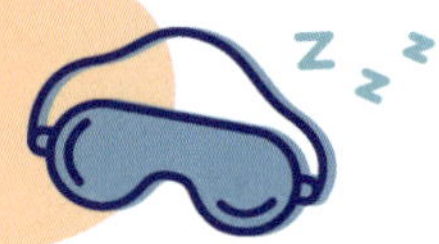

Bestimmte probiotische Bakterien können laut Studienlage den Schlaf verbessern. Bifidobacterium infantis lässt den Tryptophanspiegel im Blut ansteigen, wodurch mehr Schlafhormone gebildet werden können. Auch für die Bildung anderer beruhigender Nervenbotenstoffe, wie zum Beispiel GABA (Gamma-Aminobuttersäure, ein Neurotransmitter, der unter anderem wichtig für die Entspannung ist), gibt es bakterielle Unterstützung. Vor allem Bifidobacterium dentium, Bifidobacterium infantis, Bifidobacterium adolescentis und Lactobacillus brevis erwiesen sich als gute GABA-Bildner, wobei Lactobacillus brevis besonders effektiv war. Auch Lactobacillus rhamnosus, Lactobacillus paracasei, Lactococcus lactis und Lactobacillus plantarum können teilweise GABA produzieren. Und auch in bestimmten Käsesorten wie Pecorino und Parmesan, die mithilfe probiotischer Bakterien produziert werden, findet man diesen natürlichen Tranquilizer.

Welchen Einfluss hat das Mikrobiom der Mundschleimhaut auf meine Gesundheit?

Ähnlich wie der Darm besitzt auch die Mundschleimhaut ein eigenes Mikrobiom. Je nach Zusammensetzung, kann dieses das Risiko für Karies und Parodontose erhöhen oder reduzieren. Aktuelle Studien zeigen jedoch, dass das Mundschleimhautmikrobiom weiter reichende Auswirkungen auf unsere Gesundheit hat und sich unter anderem auf die Darmgesundheit, die Gesundheit der Gefäße und auch auf die Gesundheit von Schwangeren auswirken kann. Deshalb sorgen gründliche Mundhygiene und regelmäßige Zahnarztbesuche nicht nur für schöne Zähne, sondern verbessern auch die Gesamtgesundheit.

Ich habe gehört, dass das Mundmikrobiom Migräne verursachen kann. Stimmt das?

Die Mundschleimhautflora kann offensichtlich auch Migräneattacken verursachen. Häufig leben im Mund von Migränepatienten Bakterien, die Nitrate aus dem Essen in Nitrit umwandeln können. Nitrit erweitert die Hirngefäße, wodurch Kopfschmerzen verursacht werden. Bei einem Vergleich der Mundflora von Migränepatienten mit der gesunder Personen fanden kalifornische Forscher auffallende Unterschiede: Migränepatienten beherbergten deutlich mehr Bakterien, die Nitrat in Nitrit umbauen können. Nitrat ist in vielen Gemüsearten wie Rote Bete, Radieschen, Spinat, Rucola und anderen Blattsalaten, Kohlrabi und Rettich enthalten. Es wird auch zur Konservierung von Fleisch- und Wurstwaren verwendet – Natriumnitrat (E 251) und Kaliumnitrat (E 252) sind zugelassene Lebensmittelzusatzstoffe. Wer ein paar Stunden nach dem Genuss nitrathaltiger Gemüsesorten Migräneattacken bekommt, sollte beim Zahnarzt nach einer Analyse der Mundschleimhautflora fragen oder weniger nitrathaltige Gemüsesorten verzehren.

Was kann man tun, wenn die Bakterien der Mundschleimhaut nicht in Balance sind?

Die erste Maßnahme wäre die kritische Überprüfung der Zahnpflege, denn diese wirkt sich nachweislich nicht nur auf das Mundschleimhaut-, sondern auch auf das Darmmikrobiom aus. Optimal ist die Verwendung von Zahnseide und einer elektrischen Zahnbürste. Ein Mundwasser sollte nicht dauerhaft zur täglichen Pflegeroutine, sondern nur dann genommen werden, wenn es der Zahnarzt anrät.

Zur Pflege der Zähne und zur Verbesserung des Mundschleimhautmikrobioms gehören auch regelmäßige Zahnarztbesuche und professionelle Zahnreinigungen in der Zahnarztpraxis.

Zusätzlich lässt sich die Balance der Bakterien im Mund durch probiotische Lutschtabletten verbessern. Diese enthalten probiotische Bakterien wie zum Beispiel Lactobacillus salivarius oder Streptococcus salivarius, die sich günstig auf das Mundmikrobiom auswirken.

Ich muss Schilddrüsenhormone nehmen. Welchen Einfluss hat das Mikrobiom auf meine Schilddrüse?

Schilddrüsenmedikamente enthalten überwiegend Thyroxin. Das ist die inaktive Form der Schilddrüsenhormone, die im Körper erst in die aktive, wirksame Form umgewandelt werden muss. Etwa 20 Prozent des notwendigen Umbauprozesses leistet die Darmflora – wenn sie gesund ist. Durch eine gestörte Darmflora sinken die Spiegel der aktiven Schilddrüsenhormone, was zu den typischen Symptomen einer Unterfunktion führen kann – und das, obwohl die Schilddrüsenmedikamente regelmäßig genommen werden. In diesem Fall hapert es möglicherweise nur an der Hormonumwandlung im Darm. Oft werden dann die Schilddrüsenmedikamente höher dosiert. Ebenso lässt eine chronische Magenschleimhautentzündung oder eine Infektion mit dem Magenkeim Helicobacter pylori den Bedarf an Schilddrüsenmedikamenten um mindestens 30 Prozent ansteigen. Der kranke Verdauungstrakt ist dann einfach nicht in der Lage, die Arzneistoffe schnell genug aufzunehmen. Wird der Magenkeim beseitigt, dann funktioniert auch die Aufnahme der Schilddrüsenhormone wieder, und der Medikamentenbedarf sinkt. In diesem Fall ist es wichtig, die Schilddrüsenhormonspiegel gut im Auge zu behalten, denn wenn nach erfolgreicher Therapie die benötigte Menge an Hormonen um ein Drittel sinkt, steigt die Gefahr einer Überdosierung.

Können probiotische Bakterien auch in der Schwangerschaft nützlich sein?

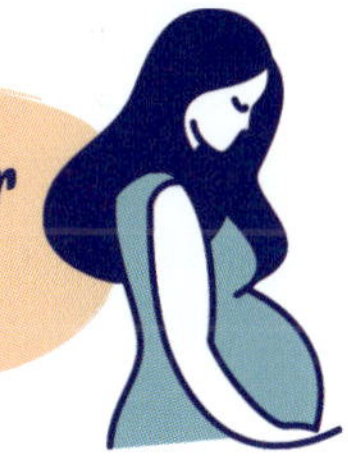

Zahlreiche Untersuchungen weisen darauf hin, dass Schwangere, die Probiotika einnehmen, und auch deren Nachwuchs davon profitieren können. Unter anderem waren Frühgeburten seltener, wenn probiotische Bakterien genommen wurden. Der Blutzuckerspiegel der Mütter war stabiler, ebenso der Blutdruck. Und die Kinder erkrankten später seltener an Neurodermitis, wenn das Mikrobiom der Mutter in einem guten Zustand war. Schwangere sollten aber mit ihrem Frauenarzt oder der Frauenärztin sprechen, ob etwas gegen eine Einnahme von Probiotika sprechen könnte. Wenn nicht, dann sind probiotische Bakterien eine gute Maßnahme der Gesundheitsförderung von Mutter und Kind.

Beeinflusst das Mikrobiom auch meine körperliche und sportliche Leistungsfähigkeit?

Ja, das ist inzwischen sehr gut belegt. Das Mikrobiom ist für mindestens 20 Prozent der körperlichen Leistungsfähigkeit verantwortlich. Das bedeutet, dass wir mit einem ausbalancierten Mikrobiom deutlich fitter sind. Probiotika (zum Beispiel Streptococcus thermophilus, Bifidobacterium breve) verkürzten in Studien die Erholungszeit nach dem Sport und steigerten die Leistungsfähigkeit der Athleten. Unter anderem ließ sich in Leistungstests mit Ausdauersportlern feststellen, dass diese langsamer ermüden, wenn sie zuvor einen Monat lang eine Mischung mit verschiedenen probiotischen Bakterien eingenommen hatten. Auch die Infektanfälligkeit von Leistungs- und Freizeitsportlern lässt sich durch Probiotika reduzieren.

Welche Probiotika wirken sich auf meine Fitness aus und verbessern meine sportliche Leistungsfähigkeit?

Probiotika haben nachweisbare Effekte auf unsere Fitness. Nahmen Sportler Präparate mit probiotischen Bakterien ein, dann verbesserte sich deren sportliche Leistungsfähigkeit nach einigen Wochen messbar. Erhielten die Athleten z. B. Steptococcus thermophilus und Bifidobacterium breve, dann verkürzte sich die Regenerationszeit nach dem Training und die Fitness nahm nach einigen Wochen messbar zu. Andere Bakterien wie Bifidobacterium lactis oder Lactobazillus helveticus konnten die Infektanfälligkeit der Athleten deutlich senken. In einer weiteren Untersuchung an hervorragend trainierten Langstreckenläufern hielten diese deutlich länger durch, wenn sie vier Wochen bestimmte probiotische Bakterien erhalten hatten. Keine Verbesserung gab es bei den Läufern, die ein wirkungsloses Placebo einnahmen.

IN STUDIEN GETESTETE »LEISTUNGSSTEIGERNDE« BAKTERIEN

Lactobacillus rhamnosus, Lactobacillus casei, Lactobacillus plantarum, Lactobacillus fermentum, Lactobacillus acidophilus, Bifidobacterium lactis, Lactobazillus helveticus Bifidobacterium lactis, Bifidobacterium breve, Bifidobacterium bifidum, Streptococcus thermophilus

GRÜNDE, WESHALB SPORTLER PROBIOTIKA NEHMEN SOLLEN

- Sie sind besser vor freien Radikalen geschützt.
- Infekte treten seltener auf, da die Abwehrkräfte gestärkt werden.
- Die Leistungsfähigkeit nimmt zu.
- Die Regenerationsfähigkeit nach dem Sport wird verbessert.
- Die Stresshormonspiegel unter Belastung steigen nicht so stark an.

Kann ein gestörtes Mikrobiom Senioren gebrechlich machen?

Im Laufe des Lebens verändert sich die Darmflora bei den meisten Menschen. Doch wie schnell und wie ausgeprägt, das hängt von verschiedenen Faktoren ab. Gut für ein »junges«, vielfältiges Mikrobiom im Alter sind viele soziale Kontakte mit Freunden und Familie – dadurch tauschen wir wichtige Bakterien aus. Auch Bewegung und eine Ernährung mit viel Gemüse, Obst, Nüssen, Mandeln und Vollkornprodukten tut dem Mikrobiom gut. Offensichtlich hängt die Zusammensetzung der Darmflora auch davon ab, wo ältere Menschen leben. Studien zeigen, dass Heimbewohner regelmäßig eine schlechtere Darmflora und eine deutlich geringere Vielfalt des Mikrobioms aufweisen als Senioren, die in den eigenen vier Wänden leben. Wahrscheinlich, weil die Ernährung im Seniorenheim eine andere ist. Wissenschaftler vom University College Cork, Irland stellten auch Zusammenhänge mit der körperlichen und geistigen Fitness fest: Je »ungesünder« die Zusammensetzung des Mikrobioms war, vor allem, je geringer die Vielfalt und der Artenreichtum der Bakterien, desto stärker ausgeprägt war die Gebrechlichkeit. Insgesamt zeigten sich deutliche Zusammenhänge zwischen Ernährung, Menge sozialer Kontakte, Darmmikrobiom und Gesundheitsstatus.

Ich habe erhöhte Cholesterinwerte. Werden die auch durch das Mikrobiom beeinflusst?

Unser Mikrobiom beeinflusst zahlreiche Stoffwechselvorgänge, unter anderem auch solche, die den Cholesterinwert beeinflussen. Darmbakterien können die Rückresorption von Gallensäure und Cholesterin aus dem Darm senken und beeinflussen auch die Cholesterinbildung in der Leber. Auf diese Weise kann das Mikrobiom erhöhte Cholesterinwerte senken.

Auch Probiotika können bei erhöhten Cholesterinspiegeln nützlich sein. Mit bestimmten probiotischen Bakterien (Bifidobacterium lactis, Lactobacillus plantarum, Lactobacillus acidophilus) ließen sich in Studien nachweislich günstige Effekte auf die Blutfettwerte erzielen. Auch Bifidobacterium breve, Bifidobacterium longum, Lactobacillus rhamnosus, Lactococcus lactis und Lactobacillus reuteri wurden mit Erfolg angewendet.

Probiotische Präparate lassen sich in der Regel sehr gut mit cholesterinsenkenden Medikamenten wie Statinen kombinieren und verstärken deren Effekte sogar noch. Wissenschaftler konnten jetzt einen Zusammenhang zwischen der Wirksamkeit von Statinen und der bakteriellen Vielfalt im Darm der Patienten nachweisen: Eine abwechslungsreiche und gesunde Darmflora trug dazu bei, dass die cholesterinsenkenden Medikamente die Blutfette gut senken konnten. Hingegen beeinträchtigte eine Antibiotikatherapie, die die Darmbakterien schädigt, die Wirksamkeit der Statine deutlich.

Helfen probiotische Bakterien bei einer Entzündung der Bauchspeicheldrüse (Pankreatitis)?

Nein! Eine Entzündung der Bauchspeicheldrüse, vor allem eine akute, ist eine der wenigen Erkrankungen, bei denen man dringend von der Einnahme probiotischer Bakterien abraten muss. Vor allem bei einer akuten Bauchspeicheldrüsenentzündung scheinen Probiotika mehr zu schaden, als zu nutzen.

Können Probiotika unsere Arterien vor Verkalkung schützen?

Bestimmte probiotische Bakterien sind in der Lage, Risikofaktoren für Arterienverkalkung und Herz-Kreislauferkrankungen zu senken. Unter anderem sind probiotische Bakterien in der Lage, Einfluss auf Blutdruck, Blutzucker, Cholesterinspiegel und Gewicht zu nehmen. Bei Menschen, die gerne Fleisch essen, können bestimmte ungünstige Bakterien im Darm daraus das gefäßschädigende Trimethylamin-Oxid (TMAO) herstellen. Personen mit viel TMAO im Blut haben ein doppelt bis fünffach so hohes Risiko für Herzinfarkt und Schlaganfall. Senken lässt sich der TMAO-Spiegel durch regelmäßigen Genuss von Knoblauch, Olivenöl und Balsamicoessig. Und auch das Probiotikum Lactobacillus rhamnosus sorgt für niedrige TMAO-Spiegel.

KAPITEL 6:

DEM DARM UND DEM MIKROBIOM GUTES TUN

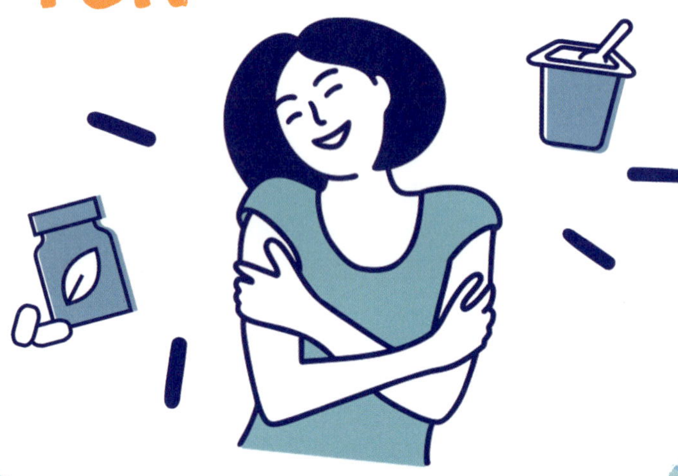

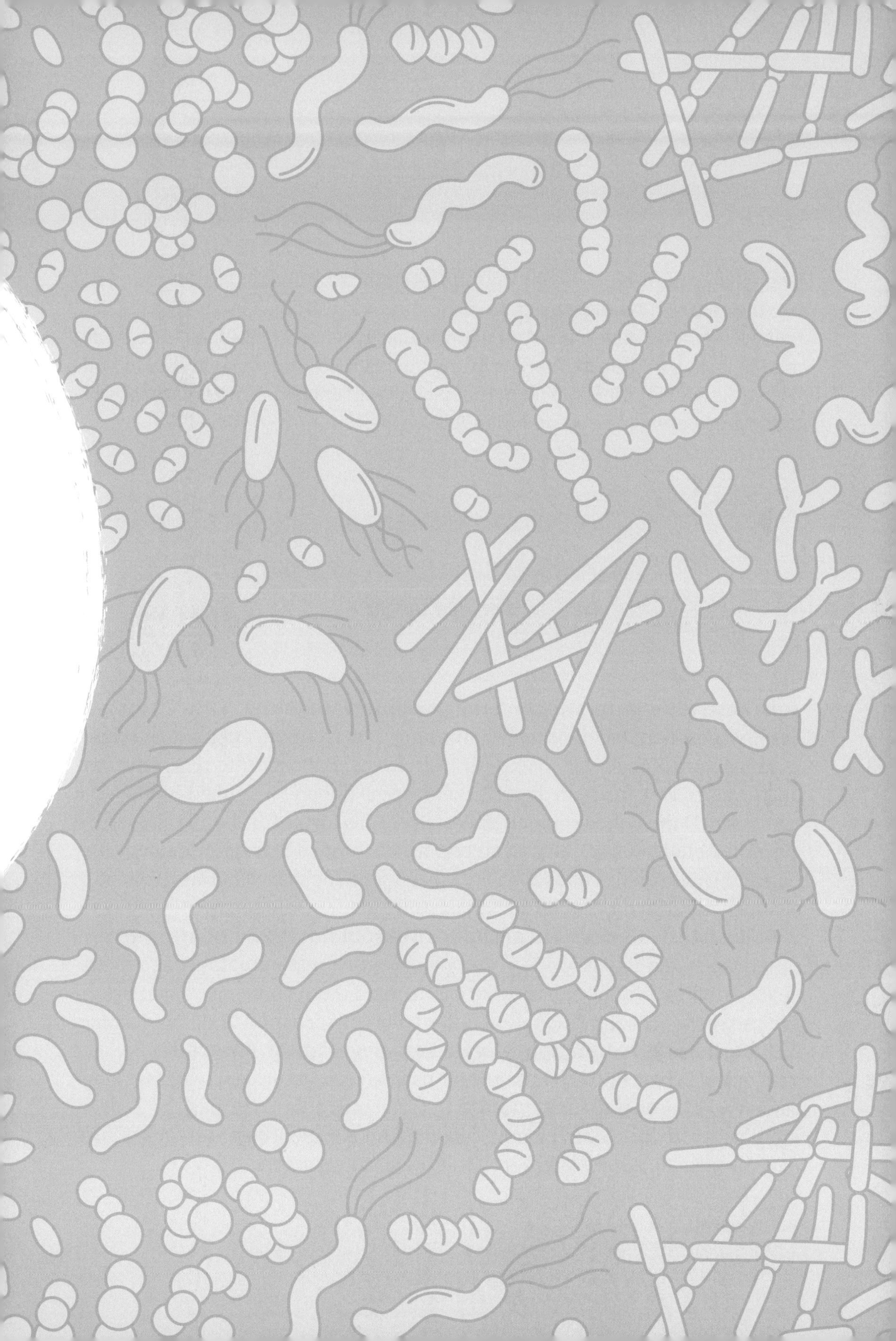

Was sind Ballaststoffe?

Unter Ballaststoffen versteht man unverdauliche Pflanzenbestandteile, die von unseren Verdauungsenzymen nicht abgebaut werden können und die deshalb weitgehend unverändert in den Dickdarm gelangen. Ballaststoffe findet man in fast allen pflanzlichen Nahrungsmitteln. Besonders viele sind in Vollkornprodukten, in Haferflocken, Hafer- und Weizenkleie, Leinsamen, Hülsenfrüchten, Beeren, Nüssen und Mandeln enthalten.

Warum sind Ballaststoffe so wichtig für den Darm?

1. Ballaststoffe unterstützen eine gesunde Verdauung: Etwa 20 Prozent der Erwachsenen leiden unter Verstopfung. Das ist unangenehm und erhöht wahrscheinlich auch das Risiko für Darmkrebs. Ballaststoffe regen die Verdauungstätigkeit an, denn die Pflanzenfasern können Flüssigkeit binden und quellen im Darm auf. So können Ballaststoffe das Risiko für Darmkrebs verringern, sie helfen, den Stuhlgang zu regulieren, binden Schadstoffe und transportieren potenziell schädliche Substanzen schneller aus dem Darm. Wichtig: ausreichend trinken, damit die Ballaststoffe quellen können.
2. Ballaststoffe fördern ein gesundes Mikrobiom: Die meisten dieser Bakterien leben von Ballaststoffen. Vor allem sogenannte »präbiotische Ballaststoffe« sind wichtig für unser Mikrobiom, denn diese können von den Bakterien verstoffwechselt werden und fördern deren Wachstum und Entwicklung.
3. Ballaststoffe halten den Blutzuckerspiegel unter Kontrolle: Ballaststoffreiche Lebensmittel können den Anstieg des Blutzuckerspiegels verlangsamen, was besonders für Menschen mit Diabetes oder Vorstufen der Zuckerkrankheit von Vorteil sein kann. Zudem kann ein niedriger Blutzucker auch dazu beitragen, dass es leichter fällt, Pfunde zu verlieren.

4. Ballaststoffe senken den Cholesterinspiegel: Sie können dazu beitragen, den Cholesterinspiegel zu senken, insbesondere den LDL-Cholesterinspiegel (das sogenannte »schlechte« Cholesterin), wodurch das Risiko für Herzkrankheiten verringert werden kann.

Wie viele Ballaststoffe sollte ich täglich zu mir nehmen?

Die Deutsche Gesellschaft für Ernährung empfiehlt täglich 30 Gramm dieser Pflanzenfasern. Es dürfen aber auch 35 bis 40 Gramm Ballaststoffe sein, wenn diese gut vertragen werden. Werden mehr Ballaststoffe verzehrt, muss auch die Flüssigkeitszufuhr erhöht werden, denn die Ballaststoffe binden Wasser. Wenn Sie zu wenig trinken, droht dann Verstopfung.

Das sind besonders ballaststoffreiche Lebensmittel
Mehr als 30 g Ballaststoffe pro 100 g: Weizenkleie, Flohsamenschalen, Chiasamen
Mehr als 20 g Ballaststoffe pro 100 g: Leinsamen, Mohn
15 bis 20 g Ballaststoffe pro 100 g: Erbsen, Kichererbsen, weiße Bohnen, Kidneybohnen, Sellerie, Sonnenblumenkerne, Haferkleie
10 bis 15 g Ballaststoffe pro 100 g: Linsen, Erdnüsse, Mandeln, Macadamianüsse, Pistazien, Knäckebrot, Artischocken, Vollkornmehl, Haferflocken
5 bis 10 g Ballaststoffe pro 100 g: Haselnüsse, Walnüsse, Pumpernickel, Heidelbeeren, Schwarze Johannisbeeren, Himbeeren, Früchtemüsli, Roggen- und Weizenvollkornbrot
3 bis 5 g Ballaststoffe pro 100 g: Brombeeren, Rote Johannisbeeren, Brokkoli, Fenchel, Pastinaken, Rosenkohl, Grünkohl, Möhren, Paprika

Warum bekomme ich Blähungen, wenn ich mich ballaststoffreich ernähre? Was kann ich dagegen tun?

Hülsenfrüchte, Zwiebeln und Lauchgemüse rufen oft stärkere Blähungen hervor als Getreide, Mandeln oder Nüsse. Hier ist es sinnvoll, zunächst besser verträgliche Ballaststoffe zu verzehren und erst nach und nach auch die gesunden, aber den Darm stärker fordernden Lebensmittel in den Speiseplan aufzunehmen.

Wenn Sie sich bisher ballaststoffarm ernährt haben, dann braucht der Darm etwas Zeit, um sich an die höhere Ballaststoffzufuhr zu gewöhnen. Tasten Sie sich langsam an die verträgliche Dosis heran und reduzieren Sie bei Beschwerden wie Blähungen oder Bauchschmerzen die Menge vorübergehend.

Manchmal liegt aber auch ein sogenanntes Reizdarmsyndrom vor. Beim Reizdarmsyndrom werden vor allem präbiotische Ballaststoffe schlecht vertragen. Versuchsweise kann dann eine sogenannte »FODMAP-arme« Ernährung sinnvoll sein. Nach sechs bis acht Wochen ist es dann oft möglich, nach und nach und in geringen Mengen wieder entsprechende Ballaststoffe zuzuführen.

Bei Fruktoseintoleranz wird der präbiotische Ballaststoff »Inulin« generell nicht vertragen, deshalb sollten vor allem Nahrungsergänzungsmittel mit Inulin gemieden werden. Andere präbiotische Ballaststoffe werden dann aber meistens gut vertragen.

Ist dunkles Brot besser als helles?

Wenn die dunkle Farbe des Brotes durch Vollkornmehl hervorgerufen wird, dann ist es auf jeden Fall besser. Auch die Art des Mehls spielt eine Rolle. Roggenmehl ist etwas dunkler als Weizenmehl, jedoch ist das nicht automatisch gesünder, sondern es kommt auf die »Typenzahl« des Mehls an. Je höher diese ist, desto mehr Schalenanteile, Nährstoffe und Ballaststoffe sind enthalten. Übrigens: Vollkornmehl hat keine Typenbezeichnung, da es alle Bestandteile des Getreides enthält. Dadurch liefern diese Mehle mehr Ballaststoffe, mehr Mineralstoffe und Spurenelemente wie Eisen, Magnesium oder Zink. Sie haben einen höheren Gehalt an gesunden, sekundären Pflanzenstoffen und sind reich an B-Vitaminen, vor allem Folsäure und Vitamin B1 und B2. Allerdings können auch färbende Zusätze wie Malz oder Zuckerrübensirup ein Brot aus hellem Mehl dunkel färben. Das hat dann aber nicht die Vorteile eines Vollkornbrots für unsere Gesundheit. Nicht immer ist das auf den ersten Blick erkennbar, und ein dunkles Brot ist nicht immer aus Vollkornmehl hergestellt. Deshalb am besten beim Bäcker nachfragen.

Ist Joghurt gut für den Darm?

Ja, denn Joghurt wird mithilfe von Milchsäurebakterien hergestellt, die wichtig sind für die Darmgesundheit. Wenn wir Joghurt essen, dann nehmen wir automatisch auch gesunde Bakterien auf, die sich teilweise auch im Darm ansiedeln können. Studien haben gezeigt, dass der Verzehr von zwei oder mehr Portionen Joghurt pro Woche die Bildung von Darmpolypen verhindern kann. Darmpolypen sind gutartige Darmkrebsvorstufen, aus denen sich Darmkrebs entwickeln kann. Mit Joghurt, aber auch mit Kefir, Quark, Käse oder Buttermilch tut man seinem Darm durchaus etwas Gutes.

Wichtig: H-Joghurt wird nach der Herstellung nochmal erhitzt. Dadurch werden die enthaltenen Bakterien abgetötet. Das macht das Milchprodukt dann zwar länger haltbar, aber die nützlichen Bakterien werden durch die hohen Temperaturen abgetötet. Deshalb besser zu Naturjoghurt greifen.

Welche Bakterien sind im Joghurt, Kefir oder Brottrunk enthalten?

Die Bakterien, die zur Herstellung von Joghurt und Co. verwendet werden, stehen nicht auf der Verpackung, es sei denn, sie wurden einem »probiotischen Joghurt« extra zugesetzt. Die Stämme, die zur Joghurtherstellung verwendet werden, sind überschaubar: In der Regel werden Streptococcus thermophilus und Lactobacillus bulgaricus eingesetzt. Bei Joghurt »mild« wird Lactobacillus bulgaricus häufig durch den Stamm Lactobacillus acidophilus ersetzt. Zur Kefirherstellung wird meist eine Kefirknolle verwendet, die Pilze und verschiedene Laktobazillen enthält. Meist enthalten sind im Kefir Lactobacillus kefir, Lactobacillus acidophilus, Lactobacillus bulgaricus, Lactococcus lactis oder Bifidobacterium bifidum. Der Hersteller gibt aber in der Regel nicht an, welche Keime verwendet wurden. Zur Herstellung von Brottrunk wird Lactobacillus reuteri verwendet.

Wie hoch ist die Bakterienzahl im Joghurt?

Wie viele Bakterien in den probiotischen Joghurts enthalten sind, steht nicht auf der Verpackung, nur bei speziell ausgewiesenen probiotischen Joghurtprodukten wird die Zahl angegeben. In einem frischen Joghurt sind etwa eine Milliarde Milchsäurebakterien pro 100 ml enthalten. Für die Herstellung eines griechischen Joghurts verwendet man zwar die gleichen Bakterien wie bei herkömmlichem Joghurt, aber es werden mehr Milchsäurebakterien zugegeben. Dadurch erhält der griechische Joghurt seinen typischen, säuerlichen Geschmack, und es sind evtl. etwas mehr Milchsäurebakterien im Endprodukt enthalten.

Ich vertrage keine Milchprodukte. Wie kann ich trotzdem die Milchsäurebakterien aufnehmen?

Wer keine Milch verträgt, kann auf Joghurt aus pflanzlicher Milch, also Hafermilch, Mandelmilch oder Kokosmilch zurückgreifen. Vegane Joghurtalternativen werden auf die gleiche Weise hergestellt wie Joghurt aus tierischer Milch, nämlich durch die Zugabe von Milchsäurebakterien. Auch fermentiertes Gemüse wie Sauerkraut oder Kimchi enthält Milchsäurebakterien. Zu beachten ist, dass das Gemüse nicht erhitzt werden darf, da sonst die Milchsäurebakterien abgetötet werden. Aber natürlich ist es auch möglich, Milchsäurebakterien und andere nützliche Mikroorganismen mithilfe von Nahrungsergänzungsmitteln zuzuführen.

Enthält Sauerkraut lebende Milchsäurebakterien?

Sauerkraut wird aus Weißkohl hergestellt, der mithilfe von Milchsäurebakterien fermentiert wird. Auf dem Teller landen diese Milchsäurebakterien aber nur, wenn das Sauerkraut direkt vom Fass stammt und nicht erhitzt wurde. Beim Kochen oder auch beim Einmachen in Dosen oder Gläser werden durch die hohen Temperaturen die nützlichen Bakterien abgetötet. Wer über Sauerkraut Milchsäurebakterien zuführen möchte, muss dieses also im frischen Zustand verzehren. Das gilt auch für Sauerkrautsaft. Frisches Sauerkraut enthält sowohl Milchsäure als auch Milchsäurebakterien. Meistens ist Sauerkrautsaft aber pasteurisiert, was ihn länger haltbar macht. Allerdings werden beim Pasteurisieren auch die Milchsäurebakterien abgetötet. Die Milchsäure bleibt aber erhalten.

Enthalten »alte«, ursprüngliche Getreidesorten weniger Gluten?

Gluten ist ein Eiweiß, das natürlicherweise in vielen Getreiden wie zum Beispiel Weizen, Roggen oder Gerste vorkommt, aber auch in älteren Sorten wie Dinkel, Einkorn oder Emmer. Tatsächlich liegt der Glutengehalt moderner Getreidesorten nicht höher als bei »alten«, ursprünglich verwendeten Pflanzensamen. Emmer, Einkorn und auch Dinkel enthalten tatsächlich sogar mehr Gluten als der moderne Weizen.

Glutenfreie Produkte sind mit einer durchgestrichenen Ähre auf der Verpackung gekennzeichnet.

Glutenreiche Getreidesorten bzw. die daraus zubereiteten Mehle:
Glutengehalt jeweils pro 100 g: Weizen (8 g), Weizenkleie (4,5 g), Dinkel (10 g), Roggen (4 g), Gerste (6 g), Grünkern (8 g), Emmer (10 g), Einkorn (9 g)

Glutenarme Getreidesorten, Nüsse und Kerne und die daraus zubereiteten Mehle:
Amaranth, Hirse, Mais, Reis, Buchweizen, Hafer (nur spezielle angebaute Sorten, siehe Verpackung), Quinoa, Kartoffeln, Mandeln und Mandelmehl, Kokos und Kokosmehl, Teff (äthiopisches Getreide), Maniok, Maronen, Sago, Guarkernmehl, Tapioka und Soja

Die Glutenwerte sind Richtwerte, schwanken aber stark je nach Züchtung und Sorte, Wachstumsbedingungen und Anbaugebiet.

Ist Getreide/Gluten schlecht für den Darm?

Getreide, auch solches mit Gluten, ist in normalen Mengen für den gesunden Darm nicht schädlich. Es gibt ein paar Erkrankungen, bei denen Getreide, vor allem glutenhaltiges, gemieden werden sollte. Dazu zählen die Zöliakie (siehe dort), Allergien gegen Getreide oder auch eine besondere Form der Glutenunverträglichkeit. Eine getreide- bzw. glutenfreie Ernährung ist jedoch nicht automatisch gesünder. Studien haben deutlich gezeigt, dass ein Verzicht auf Getreide zu einem Mangel an wichtigen Nährstoffen führen kann. Daneben wiesen die Wissenschaftler in ihrer Studie bei den Personen, die auf Gluten verzichteten, auch höhere Spiegel giftiger Schwermetalle nach. Im Urin war bei ihnen Arsen erhöht, im Blut ließen sich höhere Werte von Blei, Quecksilber und Kadmium nachweisen. Erklärt wird das dadurch, dass bei einer glutenfreien Ernährung auf andere Lebensmittel und Getreidealternativen zurückgegriffen wird, die dann oft stärker mit Schwermetallen belastet sind.

Nur wer wirklich Gluten bzw. bestimmte Getreide nicht verträgt, sollte darauf verzichten. Ansonsten ist Getreide ein wichtiger Bestandteil einer gesunden und nährstoffreichen Ernährung.

Was sind Probiotika?

Unter Probiotika versteht man lebende Mikroorganismen, meistens Bakterien, die einen gesundheitlichen Nutzen haben, wenn sie in ausreichenden Mengen verabreicht werden. Probiotika gelangen aus der Nahrung oder aus Nahrungsergänzungsmitteln in aktiver Form in den Darm und können sich dort günstig auf die Gesundheit auswirken. Zu den probiotischen Keimen zählen zum Beispiel Milchsäurebakterien oder Bifidobakterien. Neben Joghurt und Kefir finden wir diese nützlichen Keime auch in Sauerkraut, sauren Gurken und anderem sauer eingelegten Gemüse, Apfelessig, Kombucha, fermentiertem Tee oder Kimchi, einem koreanischen Gericht.

PROBIOTIKA

Diese Keime sind als Probiotika erhältlich. Sie lassen sich in Form von Kapseln und Pulver zuführen: Laktobazillen (z. B. Lactobacillus casei), Bifidobakterien (z. B. Bifidobacterium infantis), Enterococcus-Arten (z. B. Enterococcus faecalis), Lactococcus (z. B. Lactococcus lactis), Escherichia coli, einige Streptococcus-Arten (z. B. Streptococcus thermophilus) und verschiedene Hefepilze wie Saccharomyces boulardii.

Ist es egal, ob ich probiotische Bakterien vor oder nach dem Essen einnehme?

Hierzu eine Aussage zu treffen, ist nicht leicht. Selbst Experten sind sich nicht einig, ob man Probiotika besser nüchtern, also vor dem Essen, einnehmen sollte oder lieber nach dem Essen. Auch die Studienlage ist hier unterschiedlich. Wahrscheinlich sind die Unterschiede zwischen einer Einnahme vor dem Essen und nach dem Essen nicht sehr groß. Für eine Einnahme vor dem Essen spricht, dass die Magenpassage, also die Zeit, die die Bakterien brauchen, um vom Mund durch den Magen in den Dünndarm zu gelangen, bei leerem Magen kürzer ist. Für eine Einnahme nach dem Essen spricht, dass probiotische Keime einen beschwerlichen Weg vor sich haben, wenn sie aus dem Joghurt oder dem Pulver bis in den Dickdarm wandern möchten.

Die größte Hürde ist der extrem saure Magensaft, durch den sie möglichst unbeschädigt hindurchgelangen müssen. Nüchtern liegt der pH-Wert des Magens bei 1. Das entspricht dem pH-Wert von Salzsäure, die ja auch im Magen produziert wird. Je saurer der Magensaft ist, desto mehr Keime werden dadurch abgetötet, d. h., sie werden einfach verdaut. Nach einer Mahlzeit steigt der pH-Wert im Magen aber auf bakterienverträgliche 3 an. Das liegt in etwa bei dem Wert von Orangensaft. Je höher der pH-Wert ist, desto leichter können die Bakterien durch den Magen in den Darm gelangen. Allerdings müssen Probiotika sowieso eine gewisse Widerstandskraft gegen Magensäure haben. »Probiotisch« dürfen sich Bakterien nur dann nennen, wenn ein großer Teil der Ausgangskeime diese Strapazen lebend überstehen und lebend im Dickdarm ankommen. Das erklärt auch, weshalb ein hoch dosiertes Produkt so wichtig für den Erfolg ist. Um es den Keimen ein bisschen zu erleichtern, sollten Sie probiotische Präparate deshalb eher nach einer Mahlzeit, am besten mit ein paar Löffeln eines Milchprodukts, einnehmen.

Wie kann ich feststellen, ob das Nahrungsergänzungsmittel mit probiotischen Bakterien, das ich einnehme, für mich das richtige ist?

Im Idealfall liegt das Ergebnis einer Mikrobiomanalyse vor. Oft kann man daran schon erkennen, welche Bakterien fehlen. Allerdings kann man nur einen kleinen Teil – etwa 10 Prozent – der Bakterien, die im Darm leben, mithilfe von Nahrungsergänzungsmitteln ersetzen. Es gibt aber ein paar Kriterien, an denen man sich orientieren kann, um auch ohne vorliegende Analyse ein Präparat zu finden, das passen könnte.

Wichtig für ein gesundes Mikrobiom ist Artenreichtum. Deshalb sollten auch Probiotika Vielfalt bieten. Bis auf wenige Ausnahmen ist es deshalb gut, wenn viele unterschiedliche Bakterien enthalten sind, um die Vielfalt des Mikrobioms zu unterstützen. Präparate mit nur einem oder zwei Stämmen können, wenn diese dann auch noch sehr hoch dosiert sind, das Mikrobiom möglicherweise sogar aus der gesunden Balance bringen. Probiotische Präparate sollten mehr als fünf, besser zehn oder auch deutlich mehr unterschiedliche Keimstämme enthalten. Die für uns Menschen günstigen Keime sind wie eine Familie, sie unterstützen sich, bilden ein Netzwerk und kooperieren in vielfältiger Weise miteinander. Unter anderem bilden einige Stämme Stoffwechselprodukte, die anderen Keimen dann das Überleben erleichtern. Einzelgänger haben es deshalb schwer, im Darm heimisch zu werden. Ein gutes Nahrungsergänzungsmittel sollte also mehrere, gut aufeinander abgestimmte Bakterienstämme enthalten. Es ist übrigens kein Problem, verschiedene Präparate miteinander zu kombinieren.

Für den Laien ist es nicht einfach, das richtige Präparat mit den geeigneten Bakterien zu finden. Deshalb haben wir Ihnen im Anhang eine Tabelle mit verschiedenen handelsüblichen Probiotika-Präparaten zusammengestellt, an der Sie sich orientieren können (siehe Seite 162 ff.).

Wie hoch sollten Probiotika dosiert sein?

Tatsächlich ist auch die richtige Dosierung wichtig, um das Mikrobiom zu stärken und mögliche Beschwerden zu behandeln. Dosieren Sie Probiotika ausreichend hoch oder – wenn Sie über die Nahrung probiotische Keime zuführen wollen – verzehren Sie probiotikahaltige Nahrungsmittel täglich. Sie müssen bedenken, dass in Ihrem Darm 100 Billionen Keime leben. Wenn ein Produkt 500 Millionen oder auch 1 Milliarde Keime pro Tagesdosis enthält, hört sich das in unserer Vorstellung vielleicht viel an, doch an der Bakterienzusammensetzung ändert das wenig. In Studien lagen die wirksamen Tagesdosen meistens bei mindestens 5 bis 10 Milliarden Keimen oder auch deutlich darüber. Mehr als 30 Milliarden Bakterien pro Tag sollten Sie aber auch nicht langfristig einnehmen, denn auch das kann das Mikrobiom aus der Balance bringen. Die Anzahl der im Produkt enthaltenen Bakterien wird meist in der Einheit »KbE« angegeben. KbE ist die Abkürzung für »koloniebildende Einheiten« und kann Ihnen als guter Richtwert für eine ausreichende Keimmenge dienen.

Gibt es Studien, welche probiotischen Bakterien für welche Erkrankungen oder Probleme besonders gut geeignet sind?

Ja, es gibt dazu zahlreiche Studien. Sie alle aufzuführen, würde den Rahmen sprengen. Hier sind aber ein paar Bakterien, deren Wirkung bei bestimmten Beschwerden gut untersucht wurden. Es müssen nicht alle Bakterien, die aufgeführt werden, eingenommen werden. Oft reichen schon ein paar dieser Stämme. Auch einzelne Bakterienstämme können wirken. In der Auflistung wurden verschiedene Studien zusammengefasst, die sich oft auch nur auf wenige Bakterien beschränkt haben.

Guter Schlaf: Bifidobacterium infantis, Lactobacillus rhamnosus, Lactobacillus paracasei, Lactococcus lactis, Lactobacillus plantarum, Lactobacillus paracasei oder Lactobacillus brevis

Bessere Stressresistenz: Lactobacillus plantarum, Lactobacillus rhamnosus, Lactobacillus bulgaricus, Lactobacillus helveticus, Streptococcus thermophiles, Lactococcus lactis, Bifidobacterium lactis, Bifidobacterium longum, Bifidobacterium bifidum

Verbesserung der körperlichen Ausdauer und Leistungsfähigkeit: Lactobacillus rhamnosus, Lactobacillus casei, Lactobacillus plantarum, Lactobacillus fermentum, Lactobacillus acidophilus, Bifidobacterium lactis, Lactobacillus helveticus Bifidobacterium lactis, Bifidobacterium breve, Bifidobacterium bifidum, Streptococcus thermophilus

Steigerung der Abwehrkräfte, Verbesserung von Impferfolgen: Lactobacillus plantarum, Lactobacillus rhamnosus, Lactobacillus casei, Lactobacillus gasseri, Bifidobacterium bifidum, Bifidobacterium breve, Bifidobacterium lactis, Streptococcus thermophilus, Lactobacillus acidophilus, Lactobacillus reuteri, Lactobacillus paracasei

Unterstützung der Gewichtsreduktion: Lactobacillus gasseri, Lactobacillus fermentum, Lactobacillus plantarum, Lactobacillus rhamnosus, Lactobacillus paracasei, Bifidobacterium animalis subsp. lactis, Bifidobacterium longum, Bifidobacterium adolescentis

Achtung, diese Bakterien können eine Gewichtszunahme fördern: Lactobacillus acidophilus, Lactobacillus reuteri

Günstige Effekte auf die Blutfettwerte: Bifidobacterium lactis, Bifidobacterium breve, Bifidobacterium longum, Lactobacillus plantarum, Lactobacillus rhamnosus, Lactococcus lactis, Lactobacillus reuteri

Weitere nützliche Empfehlungen für Probiotika-Kombinationen bei Krankheiten und Beschwerden finden Sie im Buch *Gesund mit Darm*.

Was sind Präbiotika?

Ballaststoffe sind generell wichtig für den Darm und für eine geregelte Verdauung. Besondere Bedeutung für die Darmflora haben aber vor allem die sogenannten »präbiotischen Ballaststoffe« oder auch »Präbiotika«. Nur diese dienen den gesunden Bakterien als Futter. Präbiotika sind eine besondere Gruppe von Ballaststoffen. Man versteht darunter unverdauliche Pflanzenfasern, die durch die Darmbakterien verarbeitet werden können. Man könnte Präbiotika auch als »Bakterienfutter« oder »Darmbakteriendünger« bezeichnen, denn sie fördern gezielt die Entwicklung gesunder, nützlicher Bakterien und bremsen oft das Wachstum unerwünschter Darmbakterien. Deshalb sollten wir jeden Tag reichlich präbiotische Ballaststoffe essen.

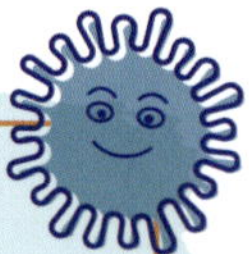

DIE HITPARADE DER PRÄBIOTISCHEN LEBENSMITTEL

Haferflocken, Chiasamen, Zwiebeln, Knoblauch, Lauchgemüse, Spargel, Hülsenfrüchte (Bohnen, Erbsen, Linsen), die Schale von Äpfeln und Birnen, Leinsamen, Vollkornprodukte, Mandeln und Nüsse

Gibt es Präbiotika auch als Nahrungsergänzungsmittel?

Im Idealfall nimmt man viele Präbiotika mit der täglichen Ernährung auf. Man kann aber Ballaststofflücken auch sehr gut mit präbiotischen Nahrungsergänzungsmitteln schließen. In diesen sind unter anderem resistente Stärke, Akazienfasern, Inulin, Flohsamen, Leinsamen, Kleie, Glucomannan und andere nützliche Präbiotika in Pulverform enthalten. Wichtig ist es, den Darm langsam an die erhöhte Ballaststoffzufuhr zu gewöhnen, denn sonst drohen zu Beginn Blähungen und Darmbeschwerden. Also erstmal eine Woche oder länger höchstens die halbe Dosis nehmen. Ganz wichtig: Ausreichend trinken! Ballaststoffe wollen quellen und binden dabei Flüssigkeit. Wenn Sie hoch dosiert Ballaststoffe einnehmen, aber zu wenig trinken, wird der Stuhl hart und trocken, und es droht Verstopfung.

Wie viel Gramm Präbiotika benötige ich?

Präbiotische Effekte von Fructooligosacchariden (Ketten aus Fructosemolekülen) oder Inulin ließen sich in Studien ab einer Tagesdosis von 5 Gramm oder mehr feststellen. Ein anderes interessantes Präbiotikum ist resistente Stärke (siehe dort). Die meisten Menschen essen weniger als 5 Gramm resistente Stärke am Tag, für einen gesunden Darm sollten es aber etwa 10 Gramm sein. Wenn man mehrere Präbiotika mischt, dann kann das einzelne Präbiotikum natürlich auch niedriger dosiert sein. Wichtig ist, dass man täglich mehrere Gramm Ballaststoffe zu sich nimmt.

Was können Präbiotika bewirken?

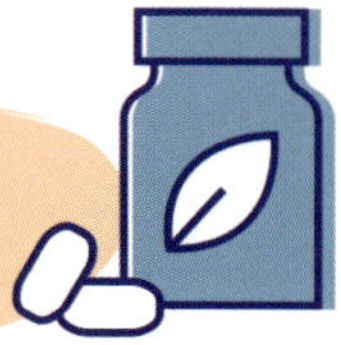

Unser Darm und unser Mikrobiom benötigen präbiotische Ballaststoffe, um gesund zu bleiben, sich gut zu entwickeln und den Artenreichtum der Keime zu fördern. Da sich die gesunde Darmflora aus zahlreichen verschiedenen Bakterien zusammensetzt, sollte man so abwechslungsreich wie möglich essen oder mithilfe von Nahrungsergänzungsmitteln unterschiedliche Präbiotika zuführen. Präbiotika sind die »Bausteine« für viele nützliche Stoffwechselprodukte, die unser Körper braucht, um gesund zu bleiben. Sind ausreichend Präbiotika in der Nahrung, verringert sich die Gefahr, dass sich unerwünschte Keime im Darm ausbreiten. Auch unser Immunsystem profitiert von einer ballaststoffreichen Ernährung. Einige Präbiotika sind zudem in der Lage, die Aufnahme von Kalzium aus dem Darm messbar zu erhöhen, wodurch sich eventuell ein schützender Effekt bei Osteoporose erzielen lässt.

Was versteht man unter »Synbiotika«?

Als Synbiotika (syn = zusammen) bezeichnet man Nahrungsmittel oder Nahrungsergänzungsmittel, die sowohl Prä- als auch Probiotika enthalten. Sie haben den Vorteil, dass die probiotischen Bakterien bei ihrer Ankunft im Darm auch gleich Ballaststoffe zur Verfügung haben, die sie für ihre Entwicklung benötigen. Dadurch werden die Startbedingungen für die probiotischen Bakterien deutlich besser. Wenn Sie die Wahl haben, sollten Sie deshalb möglichst zu Synbiotika greifen. Synbiotisch wäre zum Beispiel ein Joghurt mit Flohsamen oder Haferflocken. Der Joghurt liefert die Bakterien, die Samen und Getreide die nützlichen Ballaststoffe.

Wenn ich Nahrungsergänzungsmittel für den Darm nehme, sollte ich dann eher Kapsel- oder Pulverpräparate wählen?

Das hängt natürlich ein bisschen von den eigenen Vorlieben ab. Manche bevorzugen Kapseln, weil die sich leichter einnehmen lassen. Pulverpräparate sind hingegen bei anderen beliebt, weil sie weniger an Arzneimittel erinnern. Wem es egal ist, der sollte zu Pulverpräparaten greifen. Pulverpräparate sind meistens »Synbiotika«, d. h., sie enthalten sowohl probiotische Bakterien als auch die wichtigen präbiotischen Ballaststoffe. Auch manche Kapselpräparate werden damit beworben, dass sie Präbiotika enthalten. Aufgrund der geringen Füllmenge von Kapseln ist aber meistens weniger als ein halbes Gramm der wichtigen Ballaststoffe enthalten. Pulverpräparate liefern hingegen meistens mehrere Gramm Präbiotika, wodurch sich weitreichendere Effekte auf das Mikrobiom erzielen lassen.

Mit welchen Nährstoffen, außer präbiotischen Ballaststoffen und probiotischen Bakterien, kann ich mein Mikrobiom noch unterstützen?

Probiotische Bakterien und präbiotische Ballaststoffe sind enorm wichtig für einen gesunden Darm und ein artenreiches Mikrobiom. Aber es gibt noch eine ganze Reihe anderer Nährstoffe, die dem Verdauungstrakt guttun und die man mit der Nahrung oder als Nahrungsergänzungsmittel zuführen kann. Omega-3-Fettsäuren aus Pflanzenölen wie Raps-, Lein- oder Walnussöl oder aus fettem Fisch wie Lachs, Makrele, Hering oder Thunfisch sind gut fürs Mikrobiom. Daneben mögen die Bakterien im Darm auch Polyphenole. Darunter versteht man sekundäre Pflanzenstoffe, die vor allem in intensiv gefärbten Nahrungsmitteln wie Beeren (Heidelbeeren, Schwarze Johannisbeeren, Holunderbeeren), Grünkohl, Paprika, Kräutern, dunkler Schokolade, grünem und schwarzem Tee oder Rotwein zu finden sind. Diese fördern ebenfalls die gesunde Entwicklung der Darmflora, indem sie ungünstige Bakterien verdrängen und gesunde in ihrer Entwicklung fördern können. Auch Mandeln und Nüsse sind gutes Bakterienfutter. In einer Studie wiesen kalifornische Wissenschaftler nach, dass Mandeln das Darmmikrobiom verbessern können, indem sie die Mikrobiom-Vielfalt erhöhen und gleichzeitig die Menge an potenziell schädlichen Bakterien verringern. Die Probanden der einen Gruppe verzehrten acht Wochen lang täglich 57 Gramm Mandeln. Die Teilnehmer der anderen Gruppe aßen Snacks aus Crackern. In der »Crackergruppe« ließen sich keine günstigen Effekte auf das Mikrobiom nachweisen.

Wenn ich probiotische Bakterien und präbiotische Ballaststoffe nehme, wie lange dauert es, bis ich Veränderungen bemerke und sich Beschwerden bessern?

Wenn Sie Beschwerden haben, die durch eine Dysbiose, also eine Störung des Mikrobioms verursacht werden, dann müssen Sie etwas Geduld haben. Wie schnell sich Veränderungen einstellen, hängt davon ab, wie schnell sich Ihr Mikrobiom regenerieren kann, wie lange die Beschwerden schon bestehen und wie intensiv Sie sich um Ihr Mikrobiom und die Gesundheit Ihres Darms kümmern. Oft höre ich Aussagen wie: »Mein Arzt hat mir eine Packung Probiotika für 14 Tage empfohlen. Ich spüre aber keine Besserung.« Gut Ding will Weile haben. Für die Optimierung des Mikrobioms benötigt man tatsächlich einen langen Atem. Zwar lassen sich schon nach kurzer Zeit erste Veränderungen nachweisen. Eine Besserung einzelner Symptome kann man – wenn das Mikrobiom schuld an den Beschwerden ist – frühestens nach vier Wochen erwarten, oft dauert es aber auch länger. Meiner Erfahrung nach machen sich Effekte auf das Stressempfinden und die Verdauung oft schon nach vier Wochen bemerkbar. Bei entzündlichen Erkrankungen, Gewichtsproblemen oder Allergien kann es durchaus auch drei Monate dauern. Der Grund dafür ist, dass sich die probiotischen Bakterien erstmal im Darm ansiedeln und vermehren müssen. Um das Mikrobiom zu stabilisieren, ist manchmal eine sechsmonatige (oder auch noch längere) Pflege notwendig. Diese »Pflege« kann probiotische Bakterien und präbiotische Ballaststoffe als Nahrungsergänzungsmittel beinhalten. Aber auch die Ernährung sollte immer auf »darmfreundlich« umgestellt werden. Daneben ist Bewegung wichtig, um den Darm bei seiner Arbeit zu unterstützen.

Ich habe gehört, resistente Stärke soll so gut fürs Mikrobiom sein. Was ist »resistente Stärke«?

Resistente Stärke ist ein besonders wertvolles Präbiotikum, denn sie wird von verschiedenen Mikroorganismen gut verstoffwechselt. Im Vergleich zu »normaler« Stärke wird die resistente Stärke im Dünndarm nicht abgebaut und verdaut. Sie gelangt also bis in den Dickdarm, wo sie dann von den Bakterien verarbeitet werden kann. Dabei entstehen Substanzen, die positive Einflüsse auf unsere Gesundheit und den Stoffwechsel haben. Von besonderer Bedeutung ist die Bildung der kurzkettigen Fettsäure Butyrat durch unser Mikrobiom. Butyrat wirkt entzündungshemmend und ist unerlässlich für die Gesundheit des Darms. Für die Butyratbildung ist resistente Stärke ein wichtiger Ausgangsstoff.

Eine Ernährung, die viel resistente Stärke enthält, scheint auch beim Abnehmen und Gewichthalten und bei der Regulation des Blutzuckerspiegels zu helfen. Resistente Stärke lässt den Blutzuckerspiegel nach dem Essen nicht so stark ansteigen, und das beugt Heißhungerattacken vor. In Studien konnten die Teilnehmer, die viel resistente Stärke zu sich nahmen, leichter abnehmen als die Probanden, deren Ernährung zwar ähnlich viele Kalorien, aber weniger der präbiotischen Stärke enthielt.

In welchen Lebensmitteln ist resistente Stärke enthalten?

Resistente Stärke ist in Hülsenfrüchten, Getreidekörnern und Samen sowie in verschiedenen stärkehaltigen Lebensmitteln enthalten. Der Gehalt an resistenter Stärke ist bei erhitzten und anschließend abgekühlten stärkehaltigen Nahrungsmitteln höher als in frisch gekochten. Beim Erhitzen und anschließendem Abkühlen verändert sich die Stärke in den Nahrungsmitteln und kann dann der Verdauung in den oberen Darmabschnitten besser standhalten – sie wird »resistent«. Dadurch kommen größere Mengen im Dickdarm an und stehen als Bakterien-Nahrungsquelle zur Verfügung. Wichtig für die Bildung der begehrten Stärke ist das Abkühlen. Werden die Lebensmittel nach dem Abkühlen erneut erhitzt, bleibt der Gehalt an resistenter Stärke erhalten. Man kann also ohne Probleme aus erkalteten Kartoffeln Bratkartoffeln zubereiten oder aus erkalteten Nudeln einen Nudelauflauf.

So viel resistente Stärke ist in 100 g Lebensmittel enthalten (Werte können je nach Analyse etwas abweichen)	
gekochter weißer Reis, noch heiß	2 g
gekochter und wieder abgekühlter weißer Reis	3,5 g
gekochter Vollkornreis, noch heiß	3 g
gekochter und wieder abgekühlter Vollkornreis	5–6 g
gekochte Kartoffeln, noch heiß	3–5 g
gekochte und wieder abgekühlte Kartoffeln	6–10 g
Kartoffelstärke	60–80 g
Hi-Maize-Maisstärke (roh)	60 g

Maisstärke, Maismehl	8–11 g
Vollkornbrot	1 g
Pumpernickel	5–9 g
Roggenbrot	3–5 g
schwarze Bohnen (gekocht)	10–11 g
Cashew-Nüsse	12–13 g
Haferflocken (roh)	8–15 g
reife Banane	0,5–4 g
unreife, grüne Banane	8–12 g

Welche Lebensmittel mag die Darmflora gar nicht?

Stark verarbeitete, ballaststoffarme Nahrungsmittel füttern die »falschen« Bakterien wie zum Beispiel Keime, die Entzündungen fördern oder zu einer Gewichtszunahme führen können. Fertiggerichte, Fast Food, Süßigkeiten und stark verarbeitete Lebensmittel sollten deshalb nur in Maßen verzehrt werden. Auch Lebensmittelzusatzstoffe wie Süßstoffe, Emulgatoren oder Konservierungsstoffe haben einen negativen Einfluss auf die Darmflora und verändern sie in eine ungesunde Richtung, die uns auf Dauer dicker machen kann.

Sind Süßstoffe gesünder als Zucker für meinen Darm und das Mikrobiom?

Zucker ist nicht gesund, in geringen Maßen aber auch nicht dramatisch für unseren Darm. Anders sieht es mit einigen Süßstoffen aus. Aktuell sind in Deutschland 19 verschiedene kalorienreduzierte Süßungsmittel zugelassen. Da die einzelnen Süßungsmittel chemisch völlig unterschiedlich aufgebaut sind, kann man nicht generell sagen, dass Süßungsmittel gut oder schlecht für den Darm oder das Mikrobiom sind. Einige sind aber dahingehend untersucht worden.

Sorbit und Xylit können, in größeren Mengen genossen, abführende Wirkung haben und bei empfindlichen Personen auch zu Bauchschmerzen und Blähungen führen. Bei chronisch entzündlichen Darmerkrankungen und Reizdarm sind Sorbit und Erythrit problematisch und sollten gemieden werden. Neuere Studien weisen darauf hin, dass Xylit und Erythrit bei entsprechenden Vorerkrankungen das Risiko für Herz-Kreislauf-Erkrankungen erhöhen können.

Der Süßstoff »Sucralose« verändert das Mikrobiom und reduziert die Anzahl gesunder, schlank machender Bakterien im Darm. Saccharin und Aspartam verschlechterten in Studien den Zuckerstoffwechsel und erhöhten das Risiko für Zuckerkrankheit.

Eine aktuelle französische Kohortenstudie wies nach, dass der regelmäßige Konsum der Süßstoffe Aspartam (E951) und Acesulfam-K (E950) mit einem erhöhten Krebsrisiko einhergeht. Dazu werteten sie die Daten von 102 865 Erwachsenen aus der NutriNet-Santé-Studie aus. Für Aspartam ließ sich vor allem ein erhöhtes Risiko für Brustkrebs und Krebserkrankungen, die durch Übergewicht begünstig werden, belegen.

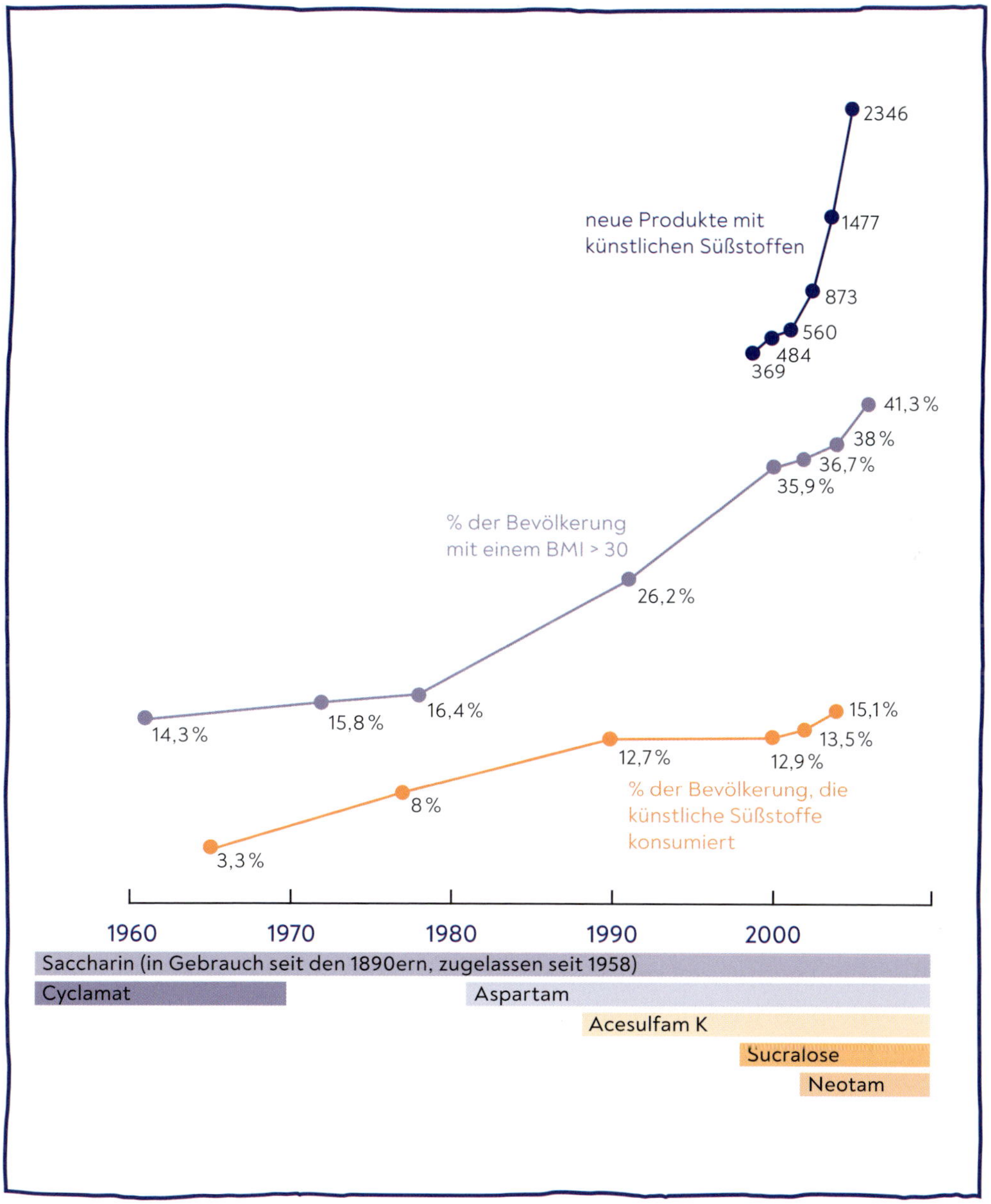

Diese Grafik stellt eine Verbindung zwischen der zunehmenden Verwendung von künstlichen Süßstoffen und der wachsenden Zahl übergewichtiger Einwohner in den USA dar. Die orangefarbene Linie zeigt die zunehmende Zahl der Menschen, die regelmäßig künstliche Süßstoffe verwenden. Die violette Linie zeigt den prozentualen Anteil Übergewichtiger (BMI > 30) in der Bevölkerung. Die blaue Linie stellt die Menge neuer Produkte dar, die künstliche Süßungsmittel enthalten. Auf dem Balken unterhalb der Grafik sieht man, wann die verschiedenen Süßstoffe auf den Markt gekommen sind. Quelle: modifiziert nach Yang 2010

Gibt es auch Süßstoffe, die evtl. weniger schädlich fürs Mikrobiom sind?

Der Stevia-Süßstoff (E 960) wird aus dem südamerikanischen Strauch Stevia rebaudiana gewonnen. Dieser Süßstoff wird am effektivsten durch die Bacteroides-Bakterien, die bei schlanken Menschen häufiger vorkommen, verstoffwechselt. Andere Bakterien wie Laktobazillen, Bifidobakterien, Clostridium, Kolibakterien und Enterokokkenarten können Stevia hingegen nicht nutzen. Die Wurzeln des Steviastrauchs enthalten zudem Inulin und Fruktane, also Präbiotika, die einige nützliche Bakterien fördern können. Stevia scheint also vor allem fürs Mikrobiom weniger problematisch zu sein. Aber auch Stevia sollte nur in Maßen verzehrt werden.

Sind Bitterstoffe gut für den Darm?

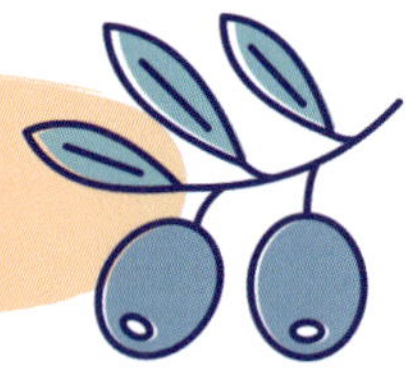

Ja, durchaus. Sie sind in vielen pflanzlichen Lebensmitteln wie Oliven, Chicorée, Artischocken, Radicchio, Endiviensalat, Löwenzahn, aber auch in Kaffee, dunkler Schokolade oder grünem und schwarzem Tee enthalten. Bitterstoffe haben viele positive Effekte auf die Verdauung. Sie regen den Speichelfluss und die Bildung von Verdauungssäften an, wodurch die Darmtätigkeit aktiviert wird. Das kann bei Verstopfung manchmal hilfreich sein. Außerdem machen sie fettes und schweres Essen bekömmlicher. Wer Bitterstoffe zum Beispiel in Form eines Salats oder als Nahrungsergänzungsmittel schon vor dem Essen zu sich nimmt, kann dadurch seinen Appetit reduzieren. Sie sorgen für ein schnelleres Sättigungsgefühl, denn sie regen im Darm die Produktion des Sättigungshormons GLP-1 an.

Ich habe gehört, dass Kräuter gut für den Darm sind. Stimmt das?

Ja, durchaus, denn Kräuter und auch Gewürze liefern zahlreiche gesundheitsförderliche Pflanzenstoffe. Kräuter und die daraus gewonnenen Öle werden in der Naturheilkunde schon seit Langem bei Magen-Darm-Problemen eingesetzt. Studien konnten nun zeigen, dass diese naturheilkundlichen Anwendungen durchaus ihre Berechtigung haben, denn viele Kräuter haben nachweislich eine entzündungshemmende Wirkung. Durch die Einnahme bestimmter Kräuter, Gewürze und Pflanzenstoffe lässt sich zudem das Wachstum und die Ausbreitung unerwünschter Mikroorganismen im Darm nachweislich hemmen. Aus diesem Grund können Pflanzenextrakte bei diversen Darmproblemen hilfreich sein. Studien zeigen, dass Pflanzenextrakte sogar bei einer Reduzierung des Magenkeims Helicobacter pylori unterstützen können. Kräuter sind zudem eine wichtige, natürliche Quelle von Antioxidantien und können den Organismus vor schädlichen und den Alterungsprozess beschleunigenden Molekülen (freie Radikale) schützen.

Bitterstoffe, die in vielen Kräutern enthalten sind, sorgen dafür, dass mehr Verdauungssekret produziert und die Darmbeweglichkeit angeregt wird. Pfefferminz und Ingwer wirken gegen Übelkeit. Oregano, Rosmarin und Thymian wirken entzündungshemmend und beeinflussen das Darmmikrobiom günstig. Kümmel, Anis, Fenchel und Pfefferminz sind bei Blähungen hilfreich und wirken krampflösend.

Ist Kaffee schädlich für den Verdauungstrakt?

Nein, ganz im Gegenteil. Kaffee ist tatsächlich gesund. Er enthält wichtige Pflanzenstoffe, schützende Antioxidantien und gesunde Ballaststoffe und fördert die Gesundheit des gesamten Verdauungstraktes. Darm, Leber und

Mikrobiom profitieren davon, wenn Sie Kaffee trinken. Regelmäßiger Kaffeegenuss reduziert das Risiko für Leberverfettung und kann sogar die Leberwerte senken. Zum Leberschutz sind zwei oder mehr Tassen sinnvoll. Wenn Sie kein Koffein vertragen, ist das nicht schlimm. In Studien ließen sich schützende Effekte für die Leber auch mit koffeinfreiem Kaffee erreichen. Es ist auch gut möglich, während des Tages mal Kaffee mit und mal ohne den Wachmacher Koffein zu trinken.

Kaffee bekommt auch den Darmbakterien hervorragend. Die im Kaffee enthaltenen Pflanzenstoffe (Polyphenole) fördern ein gesundes Mikrobiom und sorgen für Vielfalt. Das haben niederländische Wissenschaftler der Universität Groningen festgestellt. In einer Studie stimulierte vor allem Kaffeesäure (Chlorogensäure) die Darmflora besonders gut und führte zu einem starken Wachstum gesunder Bakterien. Wenn Sie Kaffee mögen, dann sollten Sie zur Kaffeesorte »Robusta« greifen. Diese enthält rund 10 Prozent der gesunden Chlorogensäure und ist deshalb besonders gut fürs Mikrobiom. Arabica-Bohnen, die als magenverträglicher gelten, haben nur 3 bis 6 Prozent Chlorogensäure.

Wieso muss ich nach dem Kaffee direkt auf die Toilette?

Kaffee aktiviert die Darmtätigkeit, wodurch der Stuhl im Darm Richtung Darmausgang weiterbewegt wird, und dann muss man nach dem Morgenkaffee oft auf die Toilette. Vor allem das Koffein regt diesen Prozess an. Deswegen hat koffeinfreier Kaffee nicht denselben Effekt – zumindest nicht in diesem Ausmaß. Wer unter Obstipation leidet, bei dem können zwei bis drei Tassen Kaffee Wunder bewirken. Noch verstärken lässt sich der Effekt, wenn man den Frühstückskaffee mit Joghurt und ballaststoffreichen Lebensmitteln wie Flohsamen, Haferflocken oder Backpflaumen zu sich nimmt.

Ich habe einen empfindlichen Magen. Wie vertrage ich Kaffee besser?

Bei einem empfindlichen Magen sollte man zu Sorten mit wenig Chlorogensäure greifen. Als besonders magenfreundlich gilt die Kaffeesorte Arabica. Ihr Säuregehalt liegt nur bei 3 bis 6 Prozent. Auch Kaffee aus Brasilien oder Guatemala gilt als verträglich. Mehr Säure, nämlich zum Teil über 10 Prozent, enthält die Sorte Robusta. Auch Kaffee, der in Kolumbien angebaut wurde, gilt als etwas weniger magenfreundlich. Wer unter einem empfindlichen Magen leidet, verträgt möglicherweise Espresso besser als Filterkaffee. Durch die stärkere Röstung sind Säuren und auch Gerb- und Bitterstoffe bei Espresso weitgehend abgebaut.

Die Verdauungsschritte

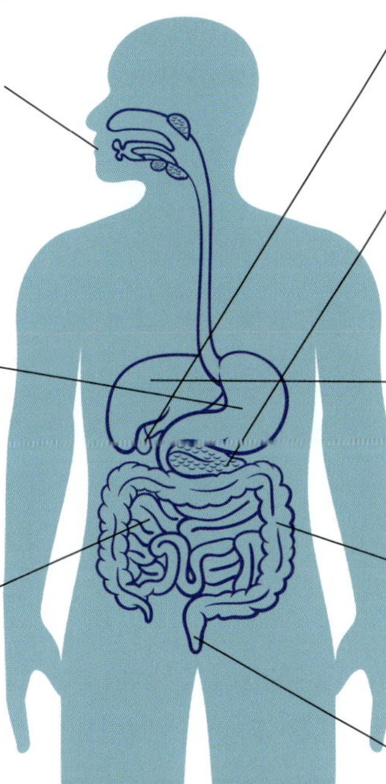

1. Die Verdauung beginnt im **Mund**. Gutes Kauen ist bereits Teil der Verdauung. Die Speicheldrüsen setzen Speichel ab, der das Schlucken erleichtert und Enzyme enthält, die Stärke spalten. Im Speichel sind auch antimikrobielle Stoffe, die Bakterien abtöten können.

2. Der **Magen**, ein »Muskelschlauch«, knetet die Nahrung durch. Er produziert täglich 3 Liter Magensäure (Salzsäure). Diese zersetzt die Nahrung und tötet Bakterien ab, Enzyme spalten Eiweiße auf.

3. Im **Dünndarm** fließen Sekrete aus Bauchspeicheldrüse und Galle zum Nahrungsbrei und setzen die Verdauung fort. Aus dem Dünndarm werden die meisten Nährstoffe in den Körper geschleust.

4. Die **Galle** sammelt die Gallenflüssigkeit, die in der Leber produziert wird. Gallenflüssigkeit wird vor allem für die Verdauung fettreicher Nahrung benötigt.

5. Die **Bauchspeicheldrüse** liefert Verdauungsenzyme und neutralisiert den extrem sauren Magensaft. Außerdem produziert die Bauchspeicheldrüse noch Hormone (Insulin, Glukagon) für den Zuckerstoffwechsel.

6. Die **Leber** ist ein wichtiges Entgiftungsorgan und baut Schadstoffe ab, ist wichtig für den Medikamentenstoffwechsel, produziert Gerinnungsfaktoren, Gallenflüssigkeit und vieles mehr.

7. Im **Dickdarm** wird dem Nahrungsbrei Flüssigkeit entzogen. Der Dickdarm ist auch der Lebensraum des Darmmikrobioms. Die Bakterien erfüllen hier viele wichtige Aufgaben.

8. Das **Rektum** sammelt den Stuhl bis zur nächsten Darmentleerung.

Ist es besser, den Kaffee mit Milch oder ohne zu trinken?

Verschiedene Studien haben gezeigt, dass Milch die Bioverfügbarkeit der Kaffee-Polyphenole einschränkt. Wahrscheinlich sind es aber gerade diese Pflanzen-Polyphenole, die günstige Effekte auf die Gesundheit haben. Eine brasilianische Studie stellte fest, dass Milch im Kaffee oder der gleichzeitige Genuss von Milchprodukten die Aufnahme der Kaffee-Antioxidantien zwar nicht komplett verhindert, aber deutlich reduziert. Mindestens ein Drittel weniger kommt dann im Körper an.

Pflanzliche Milchalternativen wie Mandelmilch, Hafermilch und Co. enthalten weniger Eiweiß und blockieren deshalb die Aufnahme gesunder Kaffeewirkstoffe weniger stark, mit einem gewissen Verlust müssen Sie aber auch bei diesen Kaffeezusätzen rechnen. Wer es schafft, sollte deshalb öfter mal auf Milch im Kaffee verzichten. Ansonsten kommen Sie vielleicht auch gelegentlich mit nur einem kleinen Schuss Milch oder Pflanzenmilch aus, denn nur dann profitieren Sie von den gesunden Effekten des Kaffees.

Kaffee soll den Stresshormonspiegel erhöhen. Ist da was dran?

Das Stresshormon Cortisol wird vor allem in den frühen Morgenstunden ausgeschüttet, auch dann, wenn wir keinen Stress haben. Cortisol hat morgens vor allem die Aufgabe, uns wach zu machen und in Schwung zu bringen.

Auch Kaffee, aber nur der mit Koffein, lässt den Cortisolspiegel ansteigen, und das trägt, neben anderen Koffeineffekten, ebenfalls dazu bei, dass wir leistungsfähig werden. Wer aber morgens schon gestresst ist und in Hetze, sollte lieber koffeinfreien Kaffee trinken, um die Anspannung nicht noch weiter zu verstärken und den Stresslevel zu erhöhen. Da wir morgens (meistens) vom Wachmachereffekt des Cortisols profitieren, bringt Kaffee direkt nach dem Aufstehen nicht so viel. Gerade an stressigen Vormittagen ist es sinnvoller, mit koffeinfreiem Kaffee zu starten und erst später, wenn das Mittagstief droht, den Koffeinschub zu nutzen.

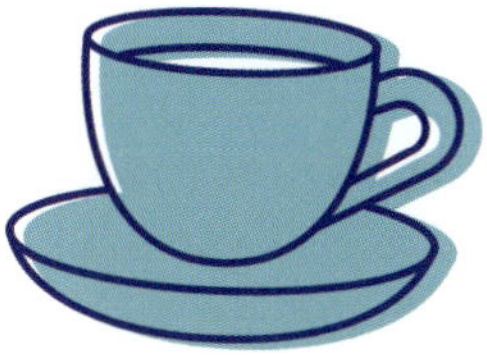

Schadet Fasten dem Mikrobiom?

Fasten, also der vorübergehende Verzicht auf Nahrung, schadet dem Mikrobiom nicht. Prinzipiell verändert jede Art der Ernährungsumstellung auch die Zusammensetzung der Darmflora – je nach Essgewohnheiten eher zum Guten oder zum Schlechten. Das Fasten selbst ist für die Bakterien in unserem Darm nichts Neues, denn in der Menschheitsgeschichte waren magere Zeiten nicht selten. Die Bakterien im Darm haben sich angepasst und nutzen die Zeit des Fastens ohne große Verdauungsprozesse zur Regeneration. Viele Studien zeigen, dass vor allem das »Intervallfasten« das Wachstum nützlicher Bakterien fördert. Beim Intervallfasten verzichtet man nur in einem begrenzten Zeitfenster, zum Beispiel 14 bis 16 Stunden oder hin und wieder einen ganzen Tag, auf Nahrung und kalorienhaltige Getränke. Unter anderem scheint die Zahl nützlicher Bakterien wie Bifidobakterien und Laktobazillen dadurch anzusteigen.

Allerdings wirken sich Maßnahmen, die oft vor und während Heilfastenkuren durchgeführt werden, vor allem alle Formen des Abführens und der Darmreinigung, ungünstig auf die Darmbakterien aus.

Wie kann ich mikrobiomgerecht Fasten?

Wer ein paar Tage oder auch ein bis zwei Wochen fasten möchte, sollte auf jegliche Abführmaßnahmen verzichten. Das Mikrobiom kann unterstützt werden durch die Zufuhr probiotischer Bakterien. Im Idealfall sollten Bakterienstämme enthalten sein, die eine Gewichtsabnahme unterstützen und den Stoffwechsel ankurbeln wie L. plantarum, L. gasseri, L. rhamnosus oder B. longum. Zusätzlich sorgen präbiotische Ballaststoffe für eine bessere Sättigung während des Fastens und sorgen für ein gutes Wachstum nützlicher Bakterien. Geeignete Präbiotika sind beispielsweise resistente Stärke, Inulin,

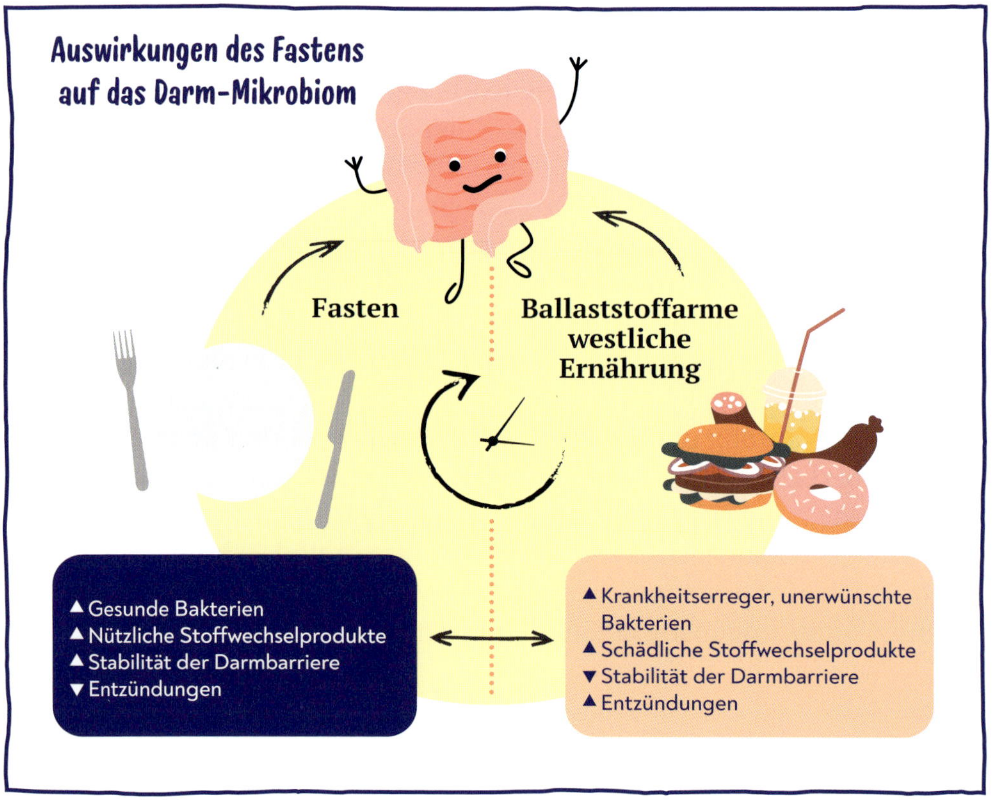

Modifiziert nach Mohr 2021
https://journals.physiology.org/doi/full/10.1152/ajpgi.00475.2020

Akazienfasern, Flohsamen oder Haferkleie. Während des Fastens darf auch Kaffee (ohne Milch und Zucker, mit oder ohne Koffein) getrunken werden, denn auch Kaffee kurbelt den Stoffwechsel an und tut den Darmbakterien gut. Und wer zwischendurch etwas gegen den Hunger tun möchte, kann eine Handvoll Mandeln, im Idealfall mit Schale, knabbern. Studien haben gezeigt, dass Mandeln nicht nur ein gesundes Mikrobiom unterstützen, sondern bereits eine kleine Portion für eine langanhaltende Sättigung sorgt. Mehr Infos dazu im Buch »Der neue Fasten-Code« und auf www.mikrobiom-fasten.de.

Darf ich zum Essen etwas trinken, oder verdünnt das die Magensäure?

»Wasser im Bauch verdünnt die Magensäure und schadet der Verdauung« – eine häufig gehörte Aussage, aber stimmt sie auch aus wissenschaftlicher Sicht? Unser Magen produziert pro Tag drei bis vier Liter Magensäure. Diese hat einen pH-Wert von 1 und ist demnach so sauer wie Salzsäure (mehr zum pH-Wert auf Seite 33 f.).

Die Aufgabe der Magensäure ist es, das Essen zu zersetzen und somit einen Teil der Verdauung zu übernehmen. Auch krank machende Keime, die vielleicht noch in der Nahrung enthalten sind, werden in dieser Säurebarriere meistens unschädlich gemacht. Der Darm muss also eine gewisse Säure haben, um seine Aufgaben zu erfüllen. Durch Essen, egal ob mit oder ohne Getränk, wird es im Magen weniger sauer, der pH-Wert steigt dann auf 3 bis 4 an. Das reicht aber völlig aus, um die Nahrung zu verdauen. Zudem steuert der Magen seine Säureproduktion nach Bedarf. Kauen regt die Säureproduktion an, ebenso der Anblick oder der Geruch eines leckeren Gerichts und auch die Dehnung des Magens durch Essen oder eben durch Getränke.

In einer Studie, in der der Säuregehalt während einer Magen-OP gemessen wurde, ließ sich nachweisen, dass das Trinken von einem großen Glas Wasser keine Auswirkungen auf den Säuregehalt hat. Der Säuregehalt des Magens war identisch, egal ob die Patienten vorab 300 ml Wasser getrunken hatten oder nichts zu sich nahmen.

Gibt es den idealen Zeitpunkt, um etwas zu trinken?

Trinken sollten Sie immer, wenn Sie Durst verspüren. Durst ist aber nicht immer ein guter Ratgeber für die Flüssigkeitsversorgung des Körpers. Im Idealfall trinkt man deshalb auch mal ohne starkes Durstgefühl und nicht nur zu den Mahlzeiten, sondern auch zwischendurch. Wer Heißhunger am Esstisch verhindern möchte, der kann 30 Minuten vor der Mahlzeit ein großes Glas Wasser oder eine Tasse Tee trinken. Durch die Füllung und Dehnung des Magens werden schon Sättigungshormone produziert. Beim Essen sorgt ein Getränk dafür, dass der Mageninhalt geschmeidig wird, sich gut durchmischt und manche Nährstoffe leichter aufgenommen werden. Nach einem ballaststoffreichen Essen ist Trinken wichtig, damit die Pflanzenfasern quellen können.

Muss ich eine Darmreinigung machen, bevor ich das Mikrobiom aufbaue?

Nein, auf keinen Fall. Auch wenn sich die Vorstellung hartnäckig hält: Er ist kein Abflussrohr, sondern ein artenreiches Ökosystem mit einer Vielfalt unterschiedlicher Bakterien, von denen die meisten nützlich für uns sind. Bei jeder Art der »Darmreinigung« und durch den regelmäßigen Gebrauch von Abführmitteln wird dieses Ökosystem geschädigt, denn die Mittel, die zur Darmreinigung verwendet werden, unterscheiden nicht zwischen nützlichen und schädlichen Bakterien und spülen auch große Mengen gesunder Bakterien aus – oft auf »Nimmerwiedersehen«. Das Problem ist: Wir können nur einen kleinen Teil der Bakterien mithilfe von Nahrungsergänzungsmitteln ersetzen. Ein geschädigtes Mikrobiom hingegen hat langfristig negative Auswirkungen und kann das Risiko für Krankheiten und Übergewicht erhöhen. Der einzige Grund, der eine Darmreinigung rechtfertigt, ist die Vorbereitung auf eine Darmspiegelung.

Warum ist ausreichende Bewegung wichtig für einen gesunden Darm?

Durch ständiges Sitzen und Bewegungsmangel wird der Darm träge, und auch Hämorrhoiden können sich bilden. Bewegung hält nämlich nicht nur die Muskeln, sondern auch den Darm auf Trab. Wenn wir Sport treiben, wird die Durchblutung des Darms angeregt und die Peristaltik aktiviert. Die Darmperistaltik ist wichtig für den Weitertransport des Darminhalts. Besser als sportliche Höchstleistungen lässt sich der Darm durch sanfte Bewegungsformen in Schwung bringen wie Yoga, Walking, Radfahren oder Schwimmen. Bei sehr erschöpfendem Sport verteilt der Körper hingegen die Blutversorgung vom Magen-Darm-Trakt in Richtung Muskulatur um. Dadurch wird die Verdauung vorübergehend sogar gehemmt. Mehr dazu im nächsten Kapitel.

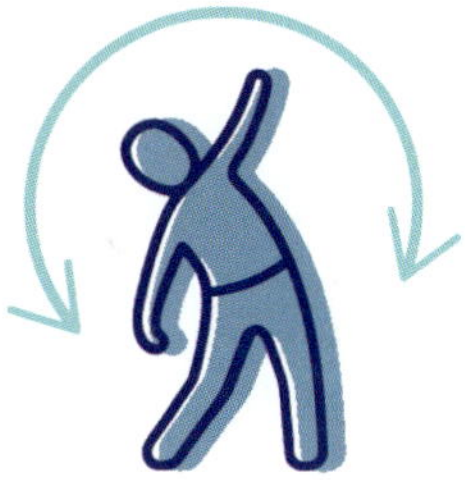

KAPITEL 7:

DEN DARM IN BEWEGUNG BRINGEN

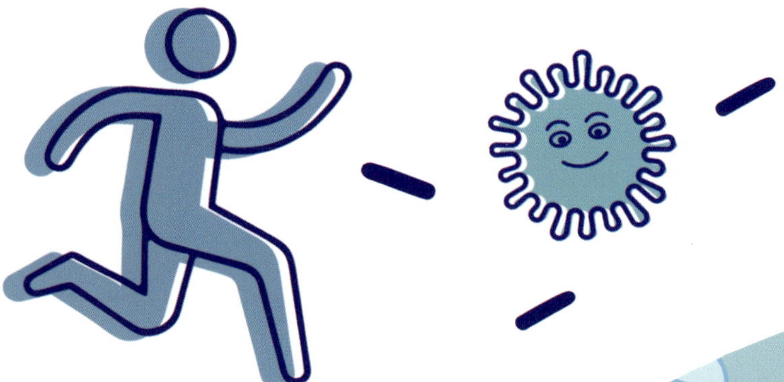

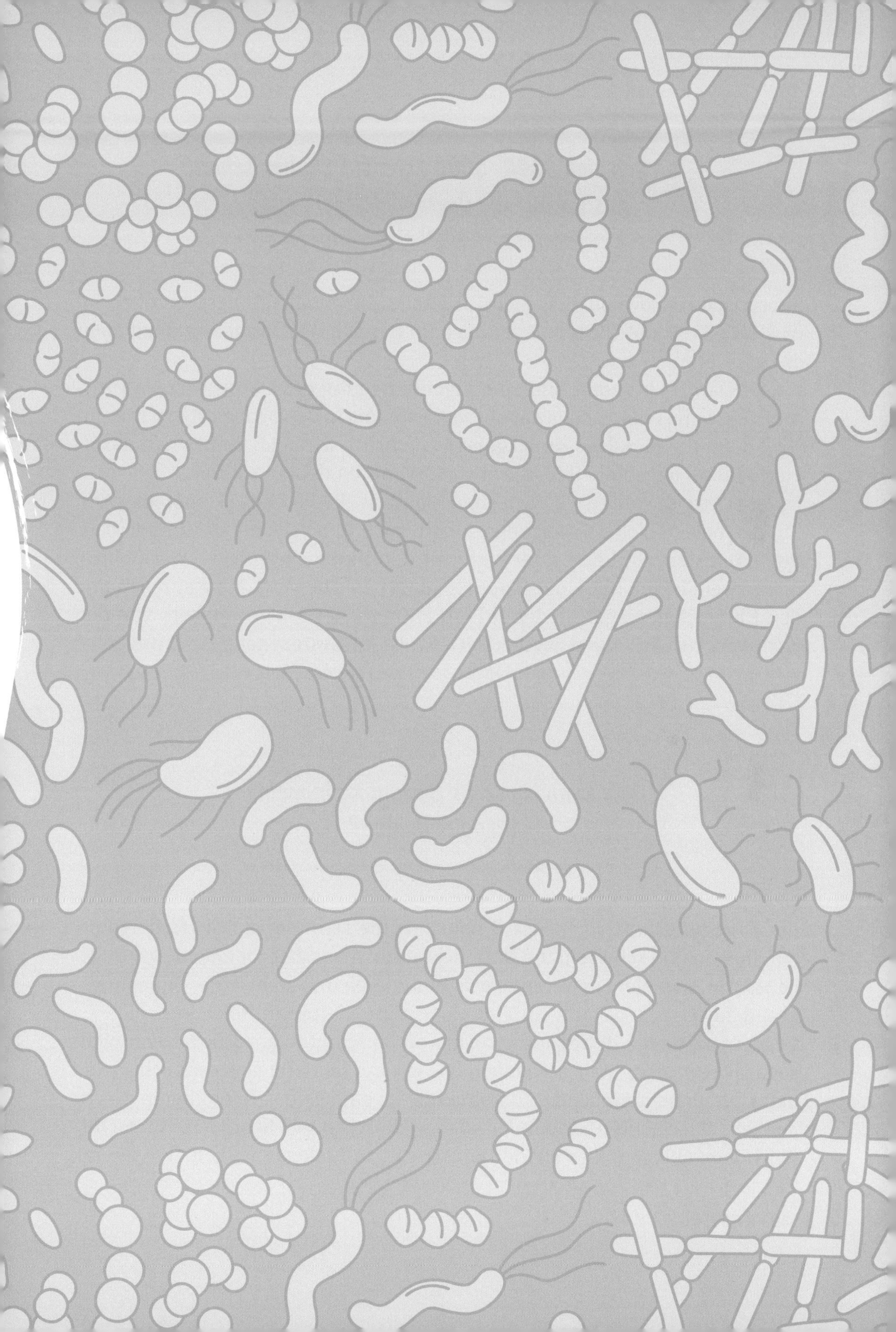

Wirken sich 3000–5000 Schritte täglich schon positiv auf die Darmperistaltik aus?

Sitzen ist das neue Rauchen – diese Aussage gilt vor allen Dingen bezogen auf das Herz-Kreislauf-System. Aber auch im Bereich der Darmgesundheit sieht das ganz ähnlich aus.

Der Darm – in erster Linie die Eigenbewegung des Darms (Peristaltik) – profitiert ganz entschieden davon, wenn wir uns in Bewegung setzen. Das gilt sowohl für die im Alltag zurückgelegten Schritte wie auch für bewusst absolvierte Bewegungseinheiten, die etwa 30 Minuten dauern sollten.

Idealerweise sollten wir nach einer Mahlzeit »in die Gänge kommen«, denn Studien belegen: eine Bewegungseinheit, auch wenn sie nur 10 Minuten dauert, stabilisiert am Ende einer Mahlzeit den Blutzuckerspiegel. Warum also nicht zwei Fliegen mit einer Klappe schlagen? – Die Verdauung anregen und den Blutzuckerspiegel wieder auf ein zuträgliches Maß absenken. Von den positiven Auswirkungen auf das Herz-Kreislauf-System ganz zu schweigen.

Wie kann ich mehr Bewegung in meinen Alltag einbauen?

Ein bewegungsarmer Lebensstil reduziert die Darmperistaltik, fördert Entzündungen und schwächt die Darmbakterien. Also: Zeit für eine Bewegungspause! Um sich hier ein wenig zu programmieren und nicht in der Bewegungsarmut zu versacken, kann ein Timer oder eine Eieruhr hilfreich sein.

Ideal wäre eine Bewegungseinheit von 30 Minuten am Stück, wenn nicht sogar länger. Aber statt zu denken: »Das kann ich jetzt sowieso nicht«, und dann gar nichts zu machen, kombinieren Sie einfach das Telefonieren, Nachdenken, Nachrichtenhören oder auch Meditieren mit Schritten. Auch Ordner holen, ablegen oder kleine Dienstwege zu Kollegen wirken aktivierend.

Außerdem bei einer sitzenden Tätigkeit sehr zu empfehlen: sich zwischendurch aufrichten, zurücklehnen, die gerade Bauchmuskulatur dehnen, das Zwerchfell aktivieren, von rechts nach links oder von vorne nach hinten, (den Aufstieg und Abstieg an einer Treppe simulierend) die Knie im Wechsel anheben.

Haben Sport und Bewegung auch Auswirkungen auf unser Mikrobiom?

Nicht nur unsere Gesundheit, auch unsere sportliche Fitness wird vom Mikrobiom beeinflusst. Studien zeigen, dass das Mikrobiom für rund 20 Prozent unserer körperlichen Leistungsfähigkeit verantwortlich ist. Gleichzeitig verbessert Sport auch den Zustand unserer Darmflora. Sowohl bei Tieren als auch bei Menschen lassen sich deutliche Unterschiede zwischen Sportlern und Couch-Potatoes feststellen. Schon regelmäßiges schnelles Gehen setzt positive Impulse für ein gesundes Mikrobiom. 32 Erwachsene, die alle im Beruf viel sitzen mussten, absolvierten sechs Wochen lang ein Ausdauertraining. An drei Tagen pro Woche sollten sich die Teilnehmer für 30 bis 60 Minuten bewegen. Ihre Ernährung änderten sie in dieser Zeit nicht. Vor Beginn und nach sechs Wochen wurden Stuhlproben der Teilnehmer untersucht. Man schaute sich nicht nur die Darmflora an, sondern bestimmte auch den Butyrat-Spiegel. Die Buttersäure ist ein Stoffwechselprodukt der Darmkeime und für unsere Gesundheit und unser Wohlbefinden besonders wichtig. Nach den 6 Trainingswochen sollten alle Teilnehmer wieder zu ihrem sitzenden Lebensstil zurückkehren. Das Ergebnis: Nach sechs aktiven Wochen stieg die wichtige Vielfalt des Mikrobioms messbar an. Gesunde Bakterien, die wertvolles Butyrat produzieren, vermehrten sich nach dem Work-out. Doch sobald die Arbeitnehmer wieder zu ihrer sitzenden Tätigkeit zurückkehrten, ließen auch die günstigen Effekte auf das Darmmikrobiom mit der Zeit wieder nach. Das zeigt, dass wir zum Wohle unseres Mikrobioms uns zu regelmäßigen Bewegungseinheiten motivieren sollten.

Kann ich mit bewusstem Atmen die Darmperistaltik verbessern?

Eine Bauchatmung, beispielsweise schon 10–15 Wiederholungen, aktiviert in nur wenigen Minuten die Bewegung des Darms und versorgt unsere vielen Millionen Zellen mit deutlich mehr Sauerstoff. Dazu setzen wir uns aktiv aufrecht hin, lassen die Schultern locker sinken, legen die Hände auf den Bauch, drücken beim Einatmen durch die Nase die Bauchdecke bewusst nach außen gegen die Hände und atmen aktiv und intensiv durch den Mund aus. Die Hände liegen nur auf, an ihrer Bewegung erkennt man jedoch deutlicher, ob die Bauchbewegung stattfindet. Bei diesen Atemzügen versuchen wir, die Brustkorbatmung deutlich zu reduzieren, das heißt, der Brustkorb hebt und senkt sich möglichst wenig.

Das Ganze kann natürlich auch im Liegen stattfinden, und statt der Hände kann man auch ein Buch auf den Bauch legen, die Augen schließen und sich dadurch noch besser auf die Atmung konzentrieren.

Bei dieser Art der Atmung entsteht gleichzeitig ein Sog auf die Lymphe in den Beinen. Diese wird gegen die Schwerkraft nach oben in das Lymph-Sammelbecken regelrecht angezogen. So zu atmen, hat für Menschen mit einer Tendenz zur Darmträgheit den Vorteil, dass die Darmperistaltik intensiviert wird. Zeitgleich regt diese Atmung allerdings auch den Parasympathikus an, den Vagusnerv, der gerade bei Reizdarm-Patienten gerne angesprochen werden kann, da er die Darmbewegung dadurch in eine verbesserte Balance bringt.

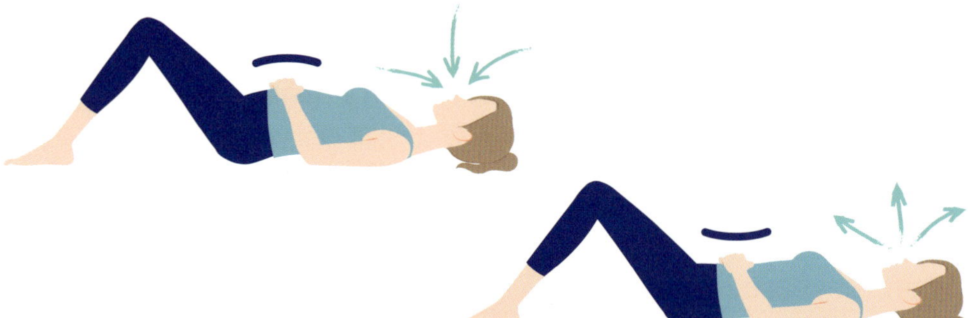

Ist das Training auf einem Minitrampolin positiv für den Darm?

Gerade bei Tendenz zu Verstopfung oder auch einer Beckenbodenschwäche ist das sanfte Nutzen eines Mini-Trampolins sehr vorteilhaft.

Der gesamte Bewegungsapparat wird schonend mobilisiert, was vielen Körperbereichen guttut, besonders jedoch dem Darm. Er übernimmt nicht nur wieder selbst die Initiative, sich verbessert zu bewegen, er wird auch vom Beckenboden, vom Zwerchfell und den Rumpfmuskeln dazu animiert.

Auch Reizdarm-Patienten oder Menschen, die dazu eine Tendenz haben, dürfen ein Mini-Trampolin benutzen, sollten dann allerdings besonders darauf achten, dass sie die Nutzung langsam steigern und erstmal ein paar Minuten nur ganz sanft beginnen.

Darf ich bei Darmproblemen joggen?

»Get fit to run« lautet hier die Devise. Also nicht einfach losrennen, denn das kann sowohl für die Gelenke als auch im buchstäblichen Sinn in die Hose gehen. Wem ein flotter Spaziergang zu wenig Bewegung bedeutet, kann jederzeit mit dem Joggen beginnen. Idealerweise eben zunächst als sanftes Intervalltraining. Denn sowohl der Beckenboden als auch die restliche Rumpfmuskulatur sollten langsam aufgebaut werden, sodass sie den inneren Organen die dafür notwendige Stütze leisten können. Dies gilt natürlich nicht für Menschen, die immer schon gelaufen sind und denen nichts fehlt.

Wichtig: Wer bisher keinen Sport getrieben hat und älter als 45 Jahre ist, sollte sich sportärztlich untersuchen lassen, bevor er mit dem Joggen beginnt.

Ist die Sportart Skilanglauf bei trägem Darm empfehlenswert?

Skilanglauf zählt ebenfalls zu den absolut gesündesten Sportarten. Es lohnt sich also – egal in welchem Alter –, in den Wintermonaten beziehungsweise dann, wenn eben Schnee liegt, sich diese Sportart anzueignen. Es geht ganz leicht, tut den Muskeln und dem Herz-Kreislauf-System gut und ist durch den ganzheitlichen Einsatz von Armen und Beinen bei stabilem Rumpf eine absolute Wohltat für den Darm.

Wirkt sich Schwimmen positiv auf die Darmbewegung aus?

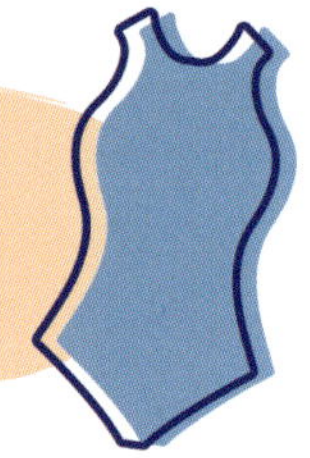

Gerade wenn man diese Sportart gut beherrscht, ist sie wohl eine der gesündesten Bewegungsformen, der man sich hingeben kann. Und es gibt keine Ausrede: Egal welches Gewicht, egal welche körperliche Herausforderung beziehungsweise Einschränkung – man darf es, und man kann es.

Man kann auch hier unterschiedliche Hilfsmittel einsetzen, die Abwechslung bringen und die Sportart entweder leichter oder auch anspruchsvoller machen können – ob Aqua-Belt, Brett oder Flossen, es kann eigentlich nur besser werden. Und zwar alles, also die Auswirkungen auf den ganzen Körper. Beim Schwimmen erkennt man übrigens am schnellsten Fortschritte – und aus 100 Metern können relativ schnell 1000 Meter werden.

Macht tanzen nicht nur mich, sondern auch meinen Darm glücklich?

Ganz egal in welcher Art und Weise und auch bei welchen körperlichen oder mentalen Dysbalancen: Tanzen tut gut. Es ist eine rhythmische Aneinanderreihung von Schritten, die uns nicht nur körperlich, sondern auch geistig fordert und glücklich macht. Es hebt einfach automatisch die Stimmung und wird definitiv unterschätzt. Warum also nicht mal gemeinsam mit anderen und auf fröhliche Art und Weise sich selbst und dem Darm etwas Gutes tun? Tanzen sie allein, zu zweit, in der Gruppe, auf dem Trampolin – Sie brauchen nur eins: Musik!

> Pauschal lässt sich ganz einfach sagen: Jegliche Art von Ausdauertraining tut dem Darm gut – ob 10 Minuten Trampolin oder drei Stunden wandern.
> 30 Minuten täglich sollte das Ziel sein, das man peu à peu anstreben sollte! Sie werden es nicht mehr missen wollen.

Welche Art von Krafttraining kann den Darm positiv beeinflussen?

Hier gibt es tatsächlich große Unterschiede. Grundsätzlich tut jede Art von Kraftausdauertraining (Wiederholungen von 30–50 Mal) dem Körper gut. Und gerade Krafttraining ist für die Frauen ab 40 Jahre plus unerlässlich – die Muskeln schützen nicht nur die Gelenke, sie erhöhen prinzipiell den Grundumsatz, also die Kalorien, die wir auch in Ruhe verbrennen (ohne Muskeln keine Fettverbrennung), und sie bilden unter anderem Myokine, das sind enzymähnliche Stoffe, die für bestmögliches Älterwerden unerlässlich sind. Hochintensives Krafttraining ist jedoch bei »Darmunpässlichkeiten« nicht geeignet. Gerade schweres Heben überbelastet den Beckenboden gern. Und bekanntermaßen ist das definitiv negativ.

Auch von klassischen Crunches (Aufrichten bzw. »Aufrollen« des Oberkörpers im Liegen) ist abzuraten. Diese belasten den Beckenboden, zeitgleich verstärken Sie auch einen Rundrücken. Und gerade eine schlechte und runde Haltung limitiert das Heben und Senken des Zwerchfells, sodass sich diese zeltdachähnliche Muskelplatte nicht richtig heben und senken kann. Ein intensives Training der Rückenstrecker ist deshalb wichtig. Ihre Funktion ist, wie der Name sagt, den Rücken zu strecken und uns dadurch aufzurichten.

Für fast alle Funktionen des Darms ist eine aufgerichtete Körperhaltung eine positive Unterstützung. Zwei bis drei kräftigende Einheiten pro Woche wären also anzuraten, diese können in funktionalen Bewegungseinheiten sogar gut mit Ausdauertraining kombiniert werden.

Ist statisches Training wie bei Pilates, Ballett und Yoga gut für den Darm?

Diese Sportarten sind aus den oben genannten Gründen ebenfalls zu empfehlen. Die Sportarten richten uns auf, unterstützen uns beim Erlernen von bestimmten Atemtechniken und stabilisieren die Wirbelsäule.

Da es unterschiedlichste Formen des Yogas gibt, wäre noch zu erwähnen, dass gerade für Beginner eine Erklärung und ein gutes Erlernen der Bewegungsformen und der Atemtechnik wichtig ist.

Je älter wir werden, desto wichtiger gilt die Regel: mäßig, aber regelmäßig.

Warum ist der Beckenboden so wichtig und wie kann man ihn trainieren?

Dem Beckenboden sollte besondere Aufmerksamkeit gelten. Er diente ursprünglich, als wir uns noch auf allen vieren bewegten, nur dem »Abdichten«. Durch das Aufrichten des Menschen wurde er zu einem tragenden Muskel, der sehr leicht überfordert wird – denn dafür war er ursprünglich nicht konzipiert. Er wird bei Frauen an drei Stellen unterbrochen, bei Männern an zwei. Außerdem ist das innere kleine Becken bei Frauen deutlich größer, da es dafür konzipiert wurde, einem Kinderkopf Raum zu geben. Aus diesem Grund sind Frauen bei der Tendenz zu einer Beckenbodenschwäche leider etwas begünstigt.

Übergewicht, Schwangerschaft, Geburt, Raucherhusten oder das ganz normale Älterwerden überfordert den Beckenboden auch oft. Senkt sich jedoch diese mehrschichtige Muskelplatte auch nur um wenige Millimeter, sind innere Organe und somit auch der Darm nicht an der vorgesehenen Stelle platziert. Wir widmen unseren Zähnen täglich circa sechs Minuten, also wären für diese wichtige Muskelplatte drei Minuten täglich eine dringende Empfehlung. Warum also nicht gleich drei bis sechs Minuten während des Zähneputzens einen »inneren Aufzug nach oben holen«: als ob man eine Murmel einsaugt und diese nach oben Richtung Brustbein zieht. Mit dieser fiktiven inneren Murmel kann man während des Zähneputzens spielen. Man hält sie an, lässt sie wieder runterfallen, holt sie ganz langsam nach oben oder auch zehnmal ganz schnell. Wenn wir dann bei den Bauchmuskelübungen noch Crunches vermeiden, ist schon sehr viel gewonnen.

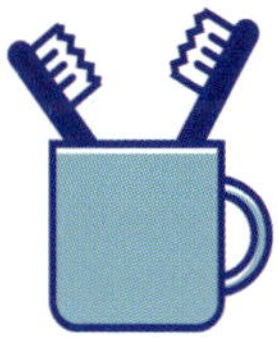

Was können wir außer Training, Atmung und der nötigen Entspannung noch tun, damit es dem Darm besser geht?

Es gibt verschiedenste Techniken der Selbstmassage und -therapie.

1. Wärme: Reflektorisch, es wird die Darmperistaltik über verschiedene Reflexzonen (Nervenbahnen und Punkte, deren Stimulation das Wohlbefinden steigert) angeregt. Zum Beispiel die Oberschenkelrückseite, mit Wärme (warmes Sitzbad oder Wärmflasche) behandelt, kann den Darm stimulieren.

2. Eine langsame, intensive und trotzdem wohltuende Massage der Bauchdecke unterstützt die Darmfunktion gerade bei Verstopfung auf angenehme Art und Weise. Hierzu kann man auch circa einen Esslöffel pflegendes, wohltuendes Öl vorab in den Händen verteilen. Ob mit oder ohne Öl werden langsame, kreisende Bewegungen mit den Fingerkuppen im Uhrzeigersinn ausgeführt. Niemand stellt besser fest als Sie selbst, wo Verhärtungen oder gewisse Blockaden sein können. Hier den Druck verstärken und etwas länger verweilen. Am besten beginnt man rechts oben unter den Rippen und arbeitet sich über links nach unten und langsam von rechts wieder hinauf. Schon eine Massage von drei bis fünf Minuten Dauer zeigt Wirkung.

3. Auch an den Händen oder Füßen kann man die Darmtätigkeit reflektorisch stimulieren. Die in der Grafik auf der rechten Seite angezeigte Stelle zwischen dem Zeigefinger und dem Daumen steht in direkter Verbindung zum Darm. Gerne beide Hände bearbeiten mit der jeweiligen anderen Hand beziehungsweise Daumen und Zeigefinger. Oft sind diese Punkte bei Problemen im Darmbereich empfindlich, und je öfter man sich hier selbst therapiert, desto einfacher und angenehmer wird es.

Auch an den Füßen ist die Zone für den Darm sehr leicht zu finden, sie befindet sich etwa zwei Fingerbreit in der Mitte des Fußes (siehe Grafik). Man kann diese Zonen mit den Händen bearbeiten, aber auch ein Tennisball oder eine kleine Faszienrolle können hier den Druck übertragen. Auch hier gerne während des Zähneputzens und der Beckenbodenübungen jeweils einen Fuß platzieren, so wird das Zähneputzen zu einer Tätigkeit, die Ihre Gesundheit in verschiedenen Bereichen stärkt.

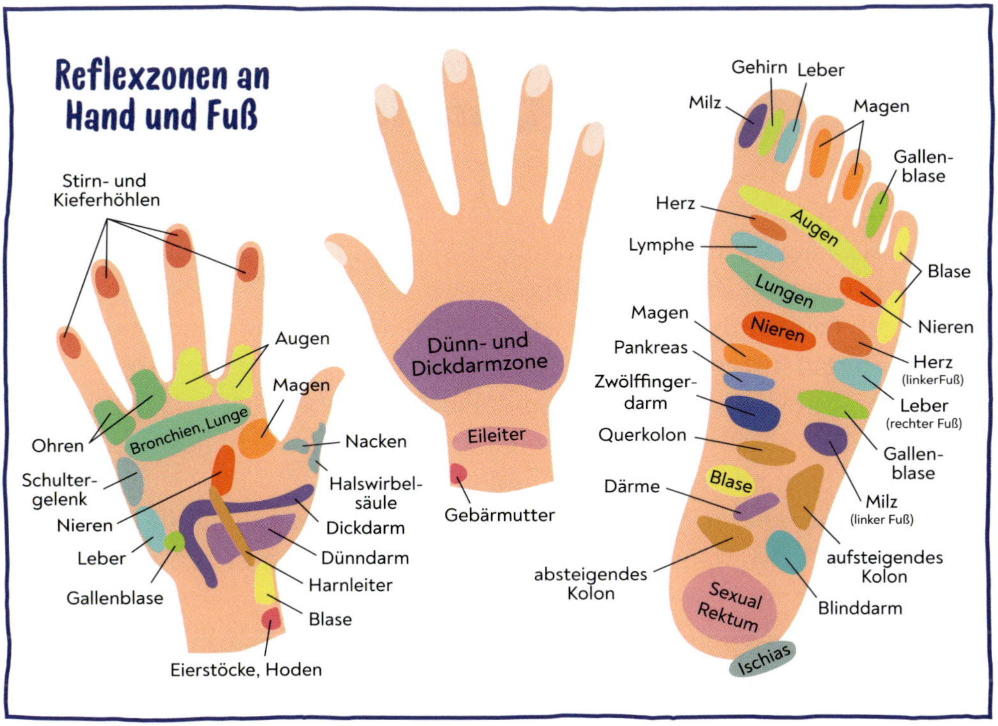

Unterstützt mich gutes Kauen bei der Verdauung?

Ein definitives Ja; viele Verdauungsprobleme würden durch langsames und ausführliches Kauen gar nicht erst entstehen. Das gründliche Einspeicheln führt wichtige Enzyme hinzu, etwa Amylase, die Kohlenhydrate in Stärke aufspaltet, wodurch Zucker freigesetzt wird. Wer lange ein Stück Weißbrot kaut, stellt fest, dass es süß schmeckt. Ein weiteres wichtiges Enzym ist die Lipase, die dafür sorgt, dass Fett schon vor der Ankunft im Dünndarm vorverdaut wird und diesen entlastet.

Welche Nahrungsmittel sollten oft auf einem Darm-gesund-Speisezettel stehen?

1. Pflaume, Feige und Flohsamen in Verbindung mit ausreichend Flüssigkeit unterstützen die Darmperistaltik.
2. Spargel, Topinambur, Pastinake: Das enthaltene Inulin ist besonders präbiotisch und füttert die guten Bakterien.
3. Erbsen, Kürbiskerne, Weizenkeime, Parmesan und Cheddar: Diese Nahrungsmittel enthalten besonders viel Spermidin, das nicht nur »best aging« unterstützt, sondern ebenfalls präbiotisch wirkt.
4. Artischocke: Dieses Nahrungsmittel unterstützt vor allem die Leber, dadurch die Fettverdauung, was wiederum zu einer Entlastung des Darms führen kann.
5. Pfefferminze, Kümmel, Fenchel und Kamille: Diese vier Pflanzen wirken gerade bei Magen-Darm-Herausforderungen beruhigend.

Mit welchen Tipps kann ich im Alltag meine Darmgesundheit optimieren?

- Für den Anfang ist es hilfreich, für etwa drei Wochen eine Art Tagebuch zu führen: Was esse und trinke ich wann. Man trägt am besten noch gleich ein, wie oft und wie lang man sich bewegt, beispielsweise: Morgens ein Kaffee, vielleicht mit etwas Milch, beim Zähneputzen circa 10 Minuten Bewegungsübungen, mit dem Hund kurz rausgehen etc. Danach ein Glas warmes Wasser mit Zitrone oder etwas Apfelessig.
- Die erste Mahlzeit kann beispielsweise aus eingeweichten Backpflaumen, Flohsamen, Schalen und/oder Leinsamen sein. Probiotisch gerne ein gutes Joghurt und eine weitere Tasse Kaffee.
- Ballaststoffreiche Ernährung: Ausreichend Gemüse in allen Variationen,

am besten zum Teil in roher, zum Teil in gekochter Form. Einige Vitamine, vor allem Karotinoide, werden aus rohem Gemüse (Karotten, Tomaten) schlecht aufgenommen.

- Zucker reduzieren: Ein sehr wichtiger Aspekt für die Gesamtgesundheit, und auch hier hilft zur Selbstkontrolle ein Tagebuch. Zucker bitte nicht durch Süßstoffe ersetzen.
- Bauchatmung und Bauchmassage (beides siehe Seite 150)
- Beim Sitzen auf der Toilette die Beine anheben, sodass die Knie deutlich über Hüfthöhe sind. Dies begünstigt ein Absenken des Enddarms und optimiert den Stuhlgang.

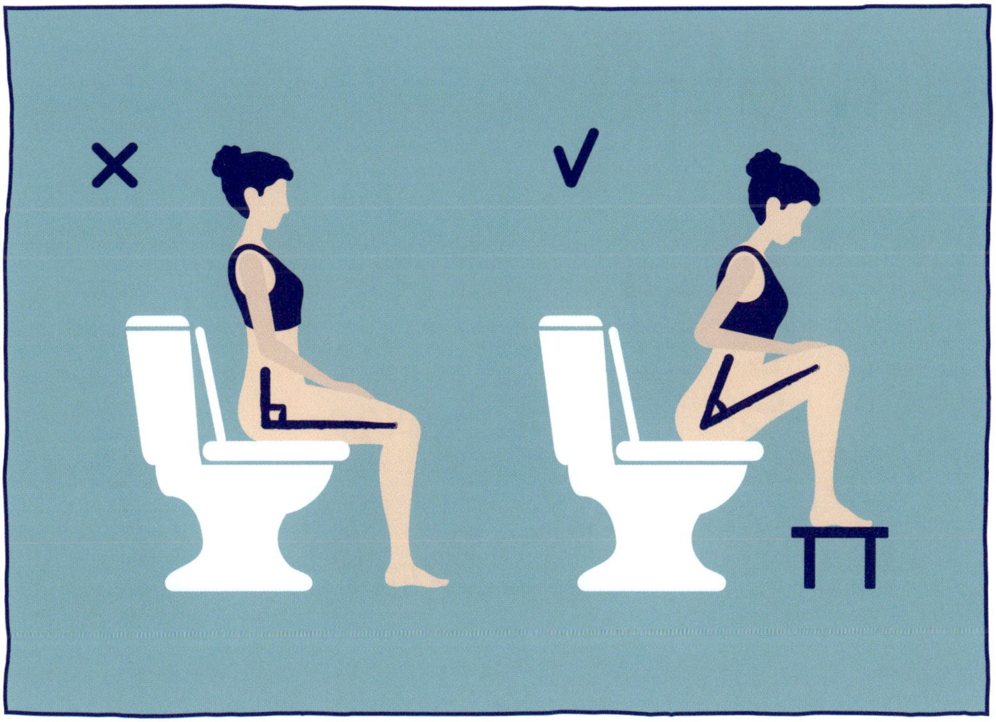

Wir möchten Sie darauf hinweisen, dass die Empfehlungen in diesem Buch nicht die Konsultation eines Arztes ersetzen. Die Informationen sind nach bestem Wissen und Gewissen recherchiert, dienen allerdings lediglich der Information zu den jeweiligen Indikationen und ersetzen in keinem Fall die Diagnose oder Behandlung durch den Arzt. Bitte wenden Sie sich bei gesundheitlichen Fragen immer an Ihren Arzt!

ANHANG

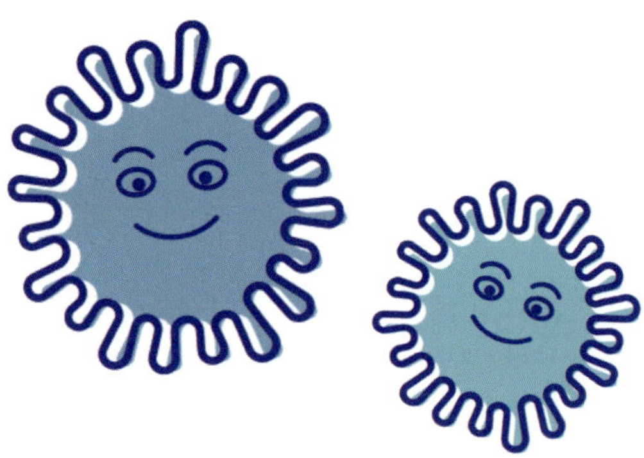

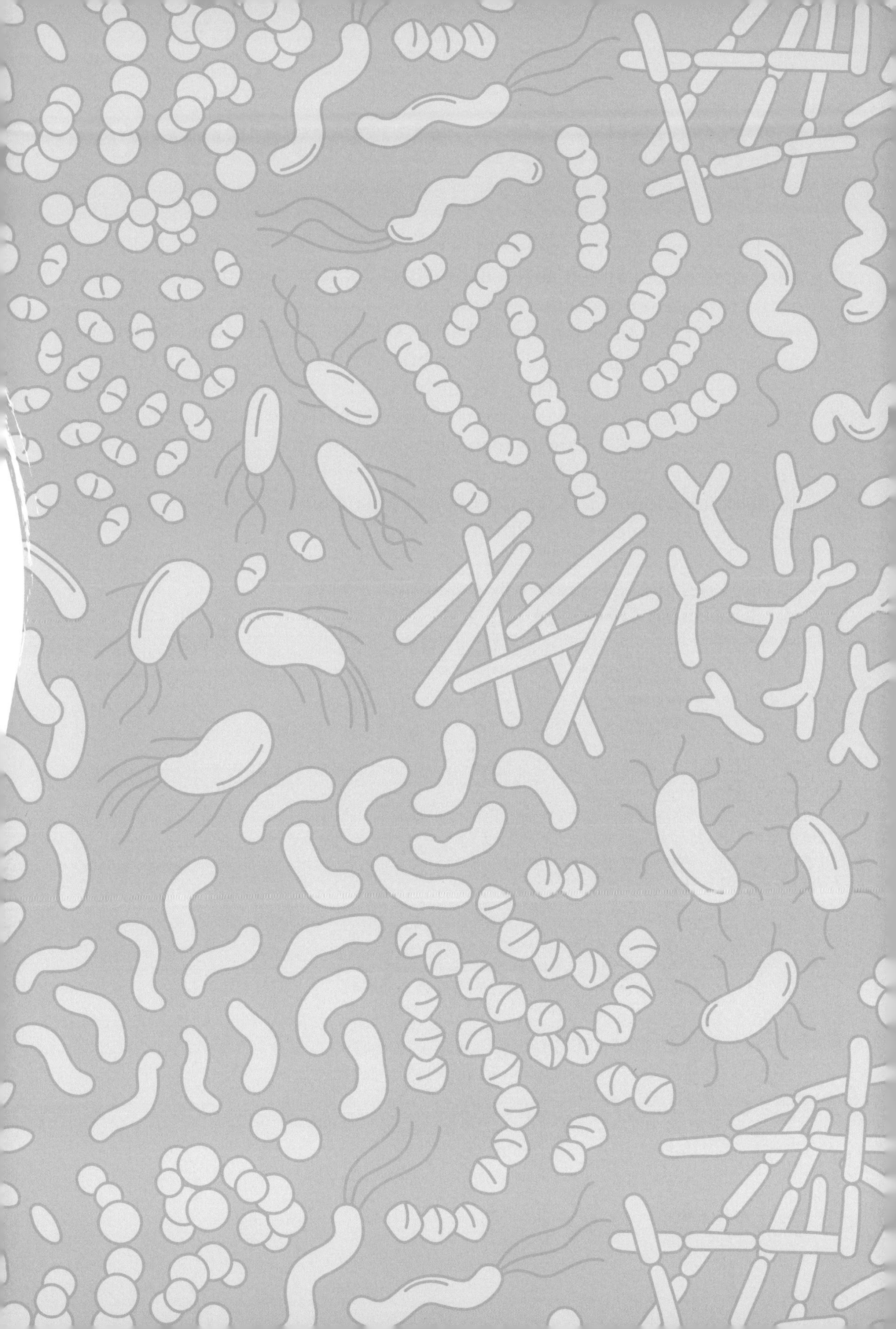

VERGLEICH PRO- UND SYNBIOTIKA

Um Effekte zu erzielen, sollte ein Präparat (von Ausnahmen und individuellen Arztempfehlungen abgesehen) mittel bis sehr hoch dosiert sein und möglichst auch ausreichend präbiotische Ballaststoffe (Akazienfasern, Inulin, resistente Stärke, Galactooligosaccharide, Pektin u. Ä.) enthalten. Studien zufolge erhöht die gleichzeitige Gabe von präbiotischen Ballaststoffen und probiotischen Bakterien die Wahrscheinlichkeit, dass sich das Mikrobiom erholt. Diese Kombination ist also meistens wirksamer als reine Bakterienpräparate.

Sie erfahren in der Tabelle auch, ob es sich um ein eher niedrig oder eher hoch dosiertes Präparat handelt und ob noch wichtige präbiotische Ballaststoffe (Stärke, Inulin, Akazienfasern) oder Mikronährstoffe (Vitamine, Mineralstoffe, Spurenelemente) enthalten sind.

Gängige pro- bzw. synbiotische Nahrungsergänzungsmittel (in alphabetischer Reihenfolge)

Produkt	Anzahl der enthaltenen Bakterienstämme	enthaltene Bakterien	sonstige Wirkstoffe	Keimzahl pro Portion
alflorex	1	B. infantis	-	1 Mrd.
darmflora komplex for you	11	B. bifidum, B. breve, B. lactis, B. infantis, L. casei, L. gasseri, L. helveticus, L. plantarum, L. rhamnosus, Lactococcus lactis susp. lactis, Streptococcus thermophilus	Akazienfasern, resistente Stärke	22 Mrd.
darmflora probio complete for you	30	B. adolescentis, B. animalis subsp. animalis, B. bifidum, B. breve, B. longum subsp. infantis, B. longum subsp. longum BB536, B. animalis subsp. lactis, B. longum subsp. longum, L. acidophilus, L. brevis, L. buchneri subsp. buchneri, L. casei, L. crispatus, L. delbrueckii subsp. bulgaricus, L. fermentum, L. gasseri, L. helveticus, L. jensenii, L. johnsonii, L. paracasei, L. pentosus, L. plantarum, L. reuteri, L. rhamnosus,	Niacin Biotin	30 Mrd.

Produkt	Anzahl der enthaltenen Bakterienstämme	enthaltene Bakterien	sonstige Wirkstoffe	Keimzahl pro Portion
		L. sakei, L. salivarius, Lactococcus cremoris, Lactococcus lactis subsp. lactis, Strept. salivarius subsp. thermophilus, Pediococcus acidilactici		
darmflora slimbiotika for you	6	L. gasseri, L. plantarum, L. rhamnosus, B. adolescentis, B. lactis subsp. animalis B. longum	Akazienfasern, resistente Stärke, Inulin aus Topinambur	12 Mrd.
Kijimea	1	B. bifidum	-	1 Mrd.
Kijimea Reizdarm pro	1	B. bifidum	-	1 Mrd.
Mutaflor mite	1	Escherichia coli	-	0,5 bis 5 Mrd.
Mutaflor	1	Escherichia coli	-	2,5–25 Mrd.
Omnibiotic 10	10	L. acidophilus (2 Stämme), L. paracasei, L. rhamnosus, Enterococcus faecium, L. salivarius, L. plantarum, B. bifidum, B. lactis, B. longum	Maisstärke, Inulin	5 Mrd.
Omnibiotic aktiv	11	L. acidophilus, L. casei, L. brevis, Lactococcus lactis, B. lactis, B. longum, L. salivarius, B. breve, B. lactis, B. bifidum	Reisstärke, Magnesium, Kalium, Mangan	5–10 Mrd.
Omnibiotic metabolic	7	L. acidophilus, L. salivarius, L. casei, L. rhamnosus, L. plantarum, Enterococcus faecium, Lactococcus lactis	Maltodextrin, Fructooligosaccharide Galactooligosaccharide	3 Mrd.
Omnibiotic SR-9	9	L. casei, L. acidophilus, L. paracasei, B. lactis, L. salivarius, Lactococcus lactis B. lactis, L. plantarum, B. bifidum	Maisstärke, Maltodextrin, Inulin, Kaliumchlorid, Reisprotein, Magnesiumsulfat, Fructooligosaccharide (FOS), Enzyme (Amylasen), Mangansulfat	7,5–15 Mrd.

Produkt	Anzahl der enthaltenen Bakterien-stämme	enthaltene Bakterien	sonstige Wirkstoffe	Keimzahl pro Portion
Omniflora	2 (keine lebenden Bakterien, nur Lysate)	B. Lyophilisat, L. gasseri, Kulturlyophilisat	-	Keine lebenden Bakterien
Perenterol	1	Saccharomyces boulardii	-	18 Mrd.
Probio-Cult Duo Syxyl	2	L. acidophilus, B. lactis	B-Vitamine, Biotin, Vitamin D, Glutamin	11,5 bis 23 Mrd.
MyBiotik pur	6	B. bifidum, B. lactis, L. acidophilus, L. casei, Lactococcus lactis, L. salivarius	Vitamin B 2, Biotin	2 Mrd.
MyBiotik protect	10	B. animalis, B. bifidum, B. lactis, Enterococcus faecium, L. acidophilus, L. casei, L. plantarum, L. rhamnosus, L. salivarius, Lactococcus lactis	Vitamin B 2, Magnesium, Kalium, Mangan	2 Mrd.
Symbioflor 1	1 (Zellen und Autolysat)	Enterococcus faecalis	-	0,1–0,4 Mrd.
Symbioflor 2	1 (Zellen und Autolysat)	Escherichia coli	-	0,03–0,09 Mrd.
Symbiolact A	1	L. acidophilus	Biotin	1 Mrd.
Symbiolact B	1	B. lactis	Biotin	1 Mrd.
Symbiolact comp	4	L. acidophilus, L. paracasei, Lactococcus lactis, B. lactis	Biotin	1 Mrd.
Symbiolact pur	2	L. acidophilus, B. animalis subsp. lactis	Inulin, Biotin	10 Mrd.
VSL#3	8	Streptococcus thermophilus, B. breve, B. longum, B. infantis, L. acidophilus, L. plantarum, L. paracasei, L. helveticus	Maisstärke	450 Mrd.

L. = Lactobacillus, B. = Bifidobacterium

LITERATUR

Akkasheh, G., Kashani-Poor, Z., Tajabadi-Ebrahimi, M. et al. (2016), Clinical and metabolic response to probiotic administration in patients with major depressive disorder: A randomized, double-blind, placebo-controlled trial. Nutrition 32(3):315–20.

Axt-Gadermann, M. (2020), Gesund mit Darm. Südwest Verlag München

Barrera, L., Verde, L., Auriemma, R. S., Vetrani, C., Cataldi, M., Frias-Toral, E., Pugliese, G., Camajani, E., Savastano, S., Colao, A., Muscogiuri, G., Probiotics and Prebiotics: Any Role in Menopause-Related Diseases? Curr Nutr Rep. 2023 Mar;12(1):83–97. https://pmc.ncbi.nlm.nih.gov/articles/PMC9974675/

Barrubés, L., Babio, N., Mena-Sánchez, G. et al. (2018), PREvención con DIeta MEDiterránea Study Investigators. Dairy product consumption and risk of colorectal cancer in an older mediterranean population at high cardiovascular risk. Int J Cancer. 143 (6): 1356–1366.

Bressa C., Bailén-Andrino M., Pérez-Santiago J., González-Soltero R., Pérez M., Montalvo-Lominchar M. G., Maté-Muñoz J. L., Domínguez R., Moreno D., Larrosa M., Differences in gut microbiota profile between women with active lifestyle and sedentary women. PLoS One. 2017 Feb 10;12(2):e0171352.

Cerdá, B., Pérez, M., Pérez-Santiago, J. D. et al. (2016), Gut Microbiota Modification: Another Piece in the Puzzle of the Benefits of Physical Exercise in Health? Front Physiol. 7:51.

Chen, Y. M., Wei, L., Chiu, Y. S. et al. (2016), Lactobacillus plantarum TWK10 Supplementation Improves Exercise Performance and Increases Muscle Mass in Mice. Nutrients. 8(4):205.

Chilicka, K., Dzieńdziora-Urbińska, I., Szyguła, R., Asanova, B., Nowicka, D., Microbiome and Probiotics in Acne Vulgaris-A Narrative Review. Life (Basel). 2022 Mar 15;12(3):422. www.ncbi.nlm.nih.gov/pmc/articles/PMC8953587/

Clark, A., Mach, N. (2016), Exercise-induced stress behavior, gut-microbiota-brain axis and diet: a systematic review for athletes. J Int Soc Sports Nutr 13: 43.

Debras, C., Chazelas, E., Srour, B., Druesne-Pecollo, N., Esseddik, Y., Szabo de Edelenyi, F. et al. (2022), Artificial sweeteners and cancer risk: Results from the NutriNet-Santé population-based cohort study. PLoS Med 19(3): e1003950. https://journals.plos.org/plosmedicine/article?id=10.1371/journal.pmed.1003950

Eslami-S, Z., Majidzadeh-A, K., Halvaei, S. et al. (2020), Microbiome and Breast Cancer: New Role for an Ancient Population. Front Oncol. 10:120.

Iemoli E., Trabattoni D., Parisotto S., Borgonovo L., Toscano M., Rizzardini G., Clerici M., Ricci E., Fusi A., De Vecchi E., Piconi S., Drago L., Probiotics reduce gut microbial translocation and improve adult atopic dermatitis. J Clin Gastroenterol. 2012 Oct; 46.

Jalanka, J., Salonen, A., Salojärvi, J. et al. (2015), Effects of bowel cleansing on the intestinal microbiota. Gut 64: 1562–1568.

Johnson-Martínez, J. P., Diener, Ch., Levine, A. E. et al. (2024), Aberrant bowel movement frequencies coincide with increased microbe-derived blood metabolites associated with reduced organ function. Cell Reports Medicine 5(7):101646 www.cell.com/action/showPdf?pii=S2666-3791%2824%2900360-4

Kiechl, S., Pechlaner, R., Willeit, P. et al. (2018), Higher spermidine intake is linked to lower mortality: a prospective population-based study. AJCN 108 (2): 371–380.

Kim, S., Jazwinski, S. M. (2018), The Gut Microbiota and Healthy Aging. A Mini-Review. In: Gerontology 64 (6):513–520.

Maltby, J. R. Pytka, S., Watson, N. C. et al. (2004), Drinking 300 mL of clear fluid two hours before surgery has no effect on gastric fluid volume and pH in fasting and non-fasting obese patients. Can J Anaesth. 51(2):111–5. https://pubmed.ncbi.nlm.nih.gov/14766684/

Ruiz-Ojeda, F. J., Plaza-Díaz, J., Sáez-Lara, M. J. et al. (2019), Effects of Sweeteners on the Gut Microbiota: A Review of Experimental Studies and Clinical Trials, Advances in Nutrition 10 (1): S31–S48.

Sanches Lopes, S. M., Francisco, M. C., Higashi, B., de Almeida, R. T. R., Krausová, G., Pilau, E. J., Gonçalves, J. E., Gonçalves, R. A. C., Oliveira, A. J. B., Chemical characterization and prebiotic activity of fructo-oligosaccharides from Stevia rebaudiana (Bertoni) roots and in vitro adventitious root cultures. Carbohydr Polym. 2016 Nov 5;152:718–725. https://pubmed.ncbi.nlm.nih.gov/27516323/

Thevaranjan, N., Puchta, A., Schulz, C. et al. (2017), Age-associated microbial dysbiosis promotes intestinal permeability, systemic inflammation, and macrophage dysfunction. Cell Host Microbe. 21(4):455–466 E4. www.ncbi.nlm.nih.gov/pmc/articles/PMC5392495/

Kelly, J. R., Borre, Y., O' Brien, C. et al. (2016), Transferring the blues: Depression-associated gut microbiota induces neurobehavioural changes in the rat. J Psychiatr Res 82:109–18.

Kong, F., Deng, F., Li, Y. et al. (2019), Identification of gut microbiome signatures associated with longevity provides a promising modulation target for healthy aging. Gut Microbes. 10(2): 210–215.

Magistrelli, L., Amoruso, A., Mogna, L. et al. (2019), Probiotics may have beneficial effects in Parkinson's disease: in vitro evidence. Front Immunol. 10:969.

Umborowati M. A., Damayanti D., Anggraeni S., Endaryanto A., Surono I. S., Effendy I., Prakoeswa C. R. S., The role of probiotics in the treatment of adult atopic dermatitis: a meta-analysis of randomized controlled trials. J Health Popul Nutr. 2022 Aug 17;41(1):37.

Valles-Colomer, M., Falony, G., Darzi, Y. et al. (2019), The neuroactive potential of the human gut microbiota in quality of life and depression. Nat Microbiol 4, 623–632.

Verdi, S., Jackson, M. A., Beaumont, M. et al. (2018), An Investigation Into Physical Frailty as a Link Between the Gut Microbiome and Cognitive Health. Front Aging Neurosci. 10:398.

Zimmermann, F. L., Schmidt, D., Escher, U. et al. (2018), Role of the gut microbiota for the cholesterol lowering effect of Atorvastatin. Clin Res Cardiol 107 Suppl 3.

REGISTER

WEITERE TITEL

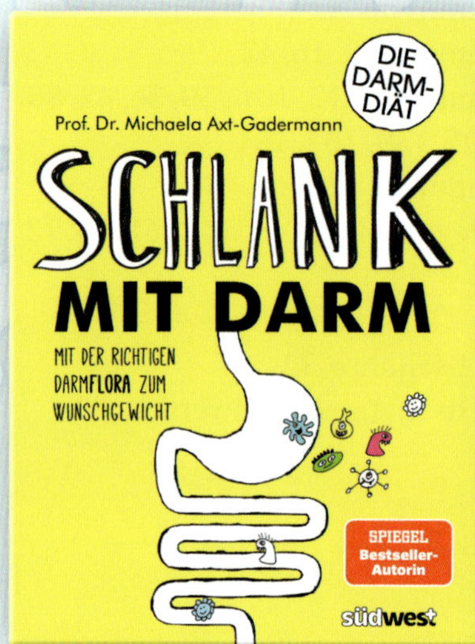

192 Seiten | ISBN 978-3-517-09365-9

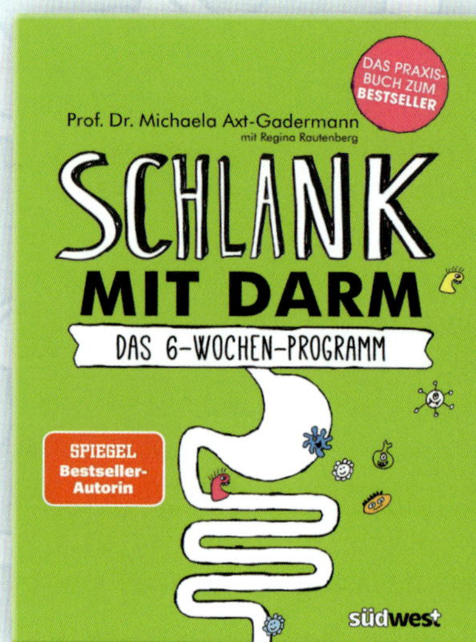

192 Seiten | ISBN 978-3-517-09422-9

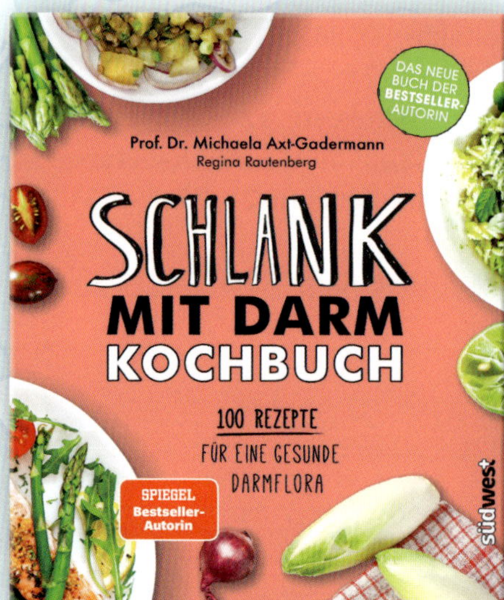

192 Seiten | ISBN 978-3-517-09643-8

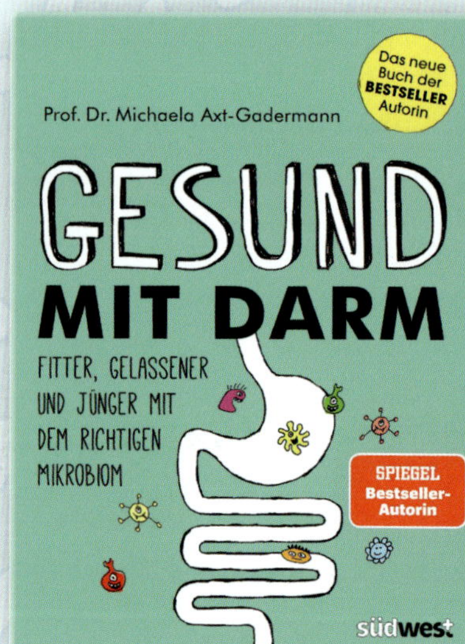

240 Seiten | ISBN 978-3-517-09932-3

IMPRESSUM

3. Auflage
2025 by Südwest Verlag, einem Unternehmen der
Penguin Random House Verlagsgruppe GmbH, Neumarkter Straße 28, 81673 München.
produktsicherheit@penguinrandomhouse.de
(Vorstehende Angaben sind zugleich Pflichtinformationen nach GPSR.)

Hinweis
Die Ratschläge/Informationen in diesem Buch sind von Autorinnen und Verlag sorgfältig erwogen und geprüft, dennoch kann eine Garantie nicht übernommen werden. Eine Haftung der Autorinnen beziehungsweise des Verlags und seiner Beauftragten für Personen-, Sach- und Vermögensschäden ist ausgeschlossen.

Bildnachweis
Alle Grafiken und Illustrationen stammen von **Vera Schlachter, München**, unter Verwendung von:
Adobe Stock: 4/5 (Hintergrund: svsunny), 6 (Hintergrund: svsunny), 8/9 (Darm: Anastasiia Usenko; Hintergrund: svsunny), 11 (nmfotograf), 13 (Haut, Herz, Leber, Hirn, Skelett: anzodesign; Darm: Iuliia; Hormon-/Immunsystem: nexusby), 14 (Vector Tradition), 17 (Aqua Art), 26 (Lupe: Graphi; Hintergrund: svsunny), 29 (Fingerabdruck: Editable line icons; Waagen: top dog), 31 (sudowoodo), 35 (art_Design), 36 (Iuliia), 38 (Hintergrund: svsunny; Lupe: Graphi; Käse und Ähre: iconim; Flasche: IQ art_Design), 44 (Derariad), 46 (Lebensmittel: iconim; Frau: lovaisme), 50 (IQ art_Design), 54 (Darm: Iuliia; Blitze: sudowoodo), 58 (vectorwin), 61 (YEVHENIIA), 65 (Iuliia), 68 (Altop Media), 71 (vectorwin), 73, 75 (sudowoodo), 76 (iconim), 82 (alkov), 84 (Schlafbrille: Horizen; Stress-Icon: Rudzhan; Hintergrund: svsunny; Waage: top dog), 87 (Mäuse: MVshop; Bakterien: svsunny), 88 (top dog), 92 (vectorwin), 95, 98 (Rudzhan), 102 (barrirret), 104 (Horizen), 107 (Derariad), 112 (Frau: barrirret; Joghurt: Matsabe; Dose: missbobbit; Hintergrund: svsunny), 117 (Matsabe), 120 (evagattuso), 124 (Назарій), 128 (missbobbit), 133 (iconim), 136 (texturis), 139 (iconation), 141 (RoseStudio), 145 (Jane_S), 146 (Läufer: Jane_S; Hintergrund: svsunny), 150 (Oshima_yk), 152 (yoojin), 155 (Dini), 157 (artpaseka; M-SUR), 159 (Lilanakani), 160 (Hintergrund: svsunny)
Shutterstock: 29 (DNA: Malenkka), 6, 26, 40, 52/53, 80, 109, 122, 126, 146, 160 (Bakterien: YoVector)

Projektleitung: Eva Wagner
Lektorat: Martin Stiefenhofer
Korrektorat: Wolfgang Schiener (Word-Korrektorat und Registererstellung); Christel Kaselow / Kaselow Design, München (pdf-Korrektorat)
Umschlaggestaltung, Layout: Vera Schlachter, München
Herstellung: Timo Wenda
DTP, Satz: Uhl + Massopust, Aalen
Druck und Bindung: Alföldi Nyomda Zrt., Debrecen

Printed in Hungary

MIX
Papier | Fördert gute Waldnutzung
FSC® C010328

Penguin Random House Verlagsgruppe FSC® N001967
ISBN 978-3-517-10396-9

www.suedwest-verlag.de